Pilates pour Femmes

Un guide complet de 28 jours pour renforcer les muscles et perdre du poids en faisant moins de 10 minutes d'exercice par jour.

Avec programme d'exercices

Elenoire Lorraine

Sommaire

Introduction 4
   Mon parcours personnel avec le Pilates 4
   Pourquoi j'ai créé ce programme de 28 jours 4
   Objectifs du programme : perte de poids, ventre plat, renforcement musculaire 5
   Présentation détaillée du déroulement du programme 6
   Matériel nécessaire pour suivre le programme 6

Chapitre 1 : Comprendre les bases du Pilates 8
   Qu'est-ce que le Pilates 8
      Historique et concepts clés 8
      Différence avec le yoga, la gym, etc. 10
      Les différents styles de Pilates 13
   Les principes fondamentaux 23
      Centrage, concentration, contrôle, précision, respiration et fluidité 24
   Les bienfaits du Pilates 29
      Renforcement musculaire ciblé 30
      Amélioration de la posture et de l'équilibre 31
      Développement de la flexibilité et de l'endurance 32
      Réduction du stress et relaxation 33
      Perte de poids et affinement de la silhouette 34

Chapitre 2 : Le Pilates, allié minceur 36
   Mécanismes d'amaigrissement : dépense calorique, accélération du métabolisme, etc 36
   Témoignages et exemples de pertes de poids grâce au Pilates 37
   Conseils pour maximiser les résultats minceur 40
      Pratiquez de façon régulière 41
      Complétez vos séances avec les activités cardio-vasculaires 41

    L'importance de l'hydratation 42

    Alimentez-vous de façon équilibrée 42

    Respectez les temps de repos 43

    N'hésitez pas à utiliser des accessoires pour augmenter l'intensité 44

    Fixez-vous des objectifs pour vous motiver 44

Chapitre 3 : Le programme de 28 jours, pas à pas 46

    Le guide simple d'une séance d'entraînement Pilates de 25 minutes pour les personnes âgées de 20 à 35 ans 47

    Voici des exemples d'entraînement au Pilates adaptés si vous avez entre 36 et 55 ans : 72

    Programme de Pilates de 28 jours pour les séniors de plus de 55 ans. 94

Chapitre 4 : Compléments essentiels à votre pratique 118

    Principes de base d'une alimentation saine et équilibrée 118

    Conseils pour rester motivé 119

Conclusion 120

Bibliographie 121

Introduction

Mon parcours personnel avec le Pilates

Le Pilates est entré dans ma vie il y a 5 ans. C'est sur les conseils de mon médecin pour mes douleurs dorsales chroniques que j'y suis entrée. Malgré mes doutes initiaux quant à l'efficacité des exercices lents et doux de Pilates, je me suis lancée. Une surprise m'attendait ! La mobilité et la posture ont commencé à s'améliorer sensiblement en quelques séances seulement. Les douleurs dorsales habituelles ont commencé à s'estomper lentement.

Solidement, j'ai commencé à constater les autres avantages de la méthode Pilates pour le corps. L'amélioration de la souplesse, de l'équilibre et de la coordination faisait désormais partie de moi. De plus, les techniques de respiration et de concentration sont un outil efficace pour mieux gérer le stress quotidien.

Après un an de pratique assidue, j'étais vendue ! L'étape suivante ? Suivre une formation d'instructeur de Pilates. Il y a deux ans, j'ai obtenu ma certification.

Enseigner le Pilates ! C'est désormais mon activité principale. Partager cette méthode étonnante qui a apporté d'immenses progrès physiques et mentaux me procure une immense fierté. Ayant une connaissance de première main, je suis en contact avec les besoins et les défis des étudiants.

C'est la raison d'être de ce programme de 28 jours. Il a été conçu pour communiquer à un public plus large les avantages infinis du Pilates, pour tonifier le corps et retrouver la forme.

Pourquoi j'ai créé ce programme de 28 jours

J'ai créé ce programme de 28 jours pour une raison bien précise :

L'efficacité avec laquelle le Pilates m'a transformé m'a poussé à partager cette méthode avec d'autres, en ouvrant ses bénéfices à tous.

Après deux ans en tant qu'instructeur certifié, je peux témoigner de l'impact du Pilates sur la silhouette et la forme physique en général. Les changements que j'ai observés chez mes élèves vont de la perte de poids substantielle au développement musculaire spécifique.

C'est en discutant avec mes élèves que j'ai réfléchi à l'élaboration de ce programme de 28 jours. Plusieurs ont exprimé leur déception de ne pas venir plus souvent au studio par manque de temps ou d'argent.

J'ai conçu un plan adapté à tous, proposant des séances de 10 minutes à faire à la maison. Il s'agit d'une routine simple pour des résultats rapides, que ce soit en termes de perte de poids, d'amincissement ou de renforcement musculaire.

Je cherche à rendre le Pilates simple avec ce programme et ses nombreux visuels. J'ai hâte d'inspirer plus de gens à prendre soin de leur corps et à expérimenter la magie transformatrice du Pilates comme je l'ai fait !

Objectifs du programme : perte de poids, ventre plat, renforcement musculaire

Ce programme de 28 jours vise tout d'abord à obtenir des résultats clairs en matière de perte de poids. Grâce à des séances quotidiennes de 10 minutes de Pilates, ciblant des zones spécifiques, il est possible de perdre quelques kilos en un mois.

Autre objectif principal : réduire la graisse du ventre. Ce n'est pas seulement une question d'apparence, c'est aussi une question de santé. Elle réduit les risques de maladies cardiaques et peut améliorer votre taux de cholestérol.

Les exercices quotidiens sont choisis pour faire travailler vos abdominaux. Associés à un bon régime alimentaire, ils peuvent vous aider à vous débarrasser de la graisse du ventre.

Mais ce programme ne se limite pas à la perte de poids. Il renforce également l'ensemble de votre corps. Avec le Pilates, les exercices de résistance uniques tonifient et raffermissent vos muscles. Si vous souhaitez perdre du poids, avoir un ventre plat ou simplement raffermir vos muscles, ce programme de 28 jours est une solution solide et personnalisée.

Présentation détaillée du déroulement du programme

Pendant 28 jours, il existe un plan convivial adapté à tous, même à ceux qui débutent. Le plan propose une séance quotidienne de 10 minutes, comprenant :

1. Un échauffement de 2 minutes pour un démarrage en douceur. Nous parlons ici de mouvements articulaires, d'étirements et d'exercices de respiration.
2. Une série de 5 à 6 actions Pilates ciblées, que vous pouvez effectuer au sol ou contre un mur. Nous donnons des dessins détaillés pour chaque mouvement. Au fur et à mesure que les jours passent, les défis se multiplient.
3. Un retour au calme d'une minute vient clore le tout.

Chaque séance a un objectif unique, comme le travail du tronc, des fessiers, des cuisses ou du dos. Cela vous permet d'équilibrer votre entraînement tout au long des 4 semaines. Avec seulement 10 minutes par jour et un minimum de matériel (tapis de sol, petit ballon, élastique si nécessaire), ce programme vous permet de profiter pleinement des avantages de la méthode Pilates pour définir et renforcer votre physique !

Matériel nécessaire pour suivre le programme

Ce régime Pilates de 28 jours ne nécessite que quelques éléments. La bonne nouvelle, c'est que le Wall Pilates peut être pratiqué avec quelque chose d'aussi simple qu'un mur ! Cependant, pour améliorer votre confort et les résultats des routines, je vous suggère de vous procurer :

1. Un tapis, un petit tapis de yoga, bien sûr. C'est pour adoucir le contact avec le sol pendant les routines au sol. Un tapis qui ne glisse pas, c'est mieux.

2. Portez des vêtements amples qui ne limiteront pas vos mouvements. Le Pilates nécessite en particulier de la souplesse dans la région pelvienne.
3. Des chaussettes antidérapantes spécifiques au Pilates. Une bande extensible (comme TheraBand) peut être utile en ajoutant de l'intensité à certains mouvements de tonification musculaire.
4. Un petit ballon de Pilates. Il est idéal pour les exercices de musculation ou d'étirement du dos.

Voici la liste éléments de base dont vous avez besoin pour profiter de ce régime. N'oubliez pas que l'outil principal est le mur lui-même ! Il est disponible presque partout dans la maison et est gratuit.

Ça y est ! Vous êtes prêt pour démarrer votre formidable aventure. Bonne lecture et bonne chance !

Chapitre 1 : Comprendre les bases du Pilates

Le Pilates est une méthode d'exercice légère mais puissante. Elle vise à créer un équilibre entre le corps et l'esprit. Joseph Pilates a lancé cette méthode au début des années 1900. Elle est très populaire aujourd'hui en raison de ses énormes avantages.

La première section de ce guide se penche sur l'histoire et les concepts fondamentaux de la méthode Pilates. Nous verrons en quoi la méthode Pilates est différente de pratiques telles que le yoga ou la gymnastique. Nous mettrons ensuite en évidence six principes fondamentaux du Pilates : le centrage, la concentration, le contrôle, la précision, la respiration et la fluidité.

Enfin, nous aborderons les effets positifs du Pilates sur le corps et l'esprit. Ces avantages vont du renforcement des muscles et de l'amélioration de la posture à une plus grande souplesse, en passant par la gestion du stress et la perte de poids.

À la fin de cette partie, vous comprendrez ce qu'implique le Pilates et comment il peut vous être bénéfique.

Qu'est-ce que le Pilates

Historique et concepts clés

Le Pilates est une pratique simple de renforcement musculaire qui vise à aligner le corps et l'esprit. Cette technique a vu le jour au début des années 1900, grâce à Joseph Hubertus Pilates, un passionné de sport désireux de mettre au point une méthode de renforcement du corps et du cerveau.

Joseph Pilates, né en Allemagne, s'est passionné pour le corps humain et ses mouvements dès son enfance, dans les années 1880. Enfant asthmatique, il prend sa santé en main et commence à pratiquer de nombreux sports comme la gymnastique, la boxe, le yoga et la plongée. Son parcours d'auto-apprentissage l'a amené à être en si bonne forme physique qu'il a été mannequin anatomique pour montrer sa croissance musculaire.

Pendant la Première Guerre mondiale, Joseph Pilates était détenu avec des prisonniers allemands sur l'île de Man. C'est là qu'il a mis au point des exercices destinés à maintenir les prisonniers en bonne santé et en bonne condition physique. Les mouvements lents et contrôlés ont marqué le début de sa célèbre méthode.

En 1926, il a déménagé aux États-Unis et s'est installé à New York. Il ouvre le premier studio pour sa méthode qu'il nomme "Contrology". Il entendait proposer une technique de tonification musculaire efficace pour modeler le corps, améliorer la vivacité d'esprit et la posture. Les danseurs trouvèrent dans sa technique un mélange de vigueur athlétique et de grâce, ce qui lui valut un grand succès.

La méthode Pilates repose sur quelques idées cruciales :

Le Powerhouse se concentre sur le renforcement des muscles de la partie médiane du corps, comme les abdominaux, les fessiers et le plancher pelvien. Chaque action que nous entreprenons commence ici. Une partie centrale robuste permet à notre corps d'être stable et sûr, évitant ainsi les blessures.

Ensuite, la concentration. Chaque mouvement, aussi élémentaire soit-il, requiert une attention particulière. C'est le cerveau qui prend le dessus sur le corps.

Puis, il y a le contrôle. Vous exécutez les exercices lentement, avec précision et maîtrise. La qualité de l'exécution est plus importante que l'ampleur de l'extension.

Malgré tout ce contrôle, il y a de la fluidité. Celle-ci donne une sensation de légèreté, le corps est en mouvement.

Enfin, la précision est essentielle. Chaque position doit s'aligner sur chaque partie du corps. La qualité l'emporte sur la quantité.

C'est pourquoi le Pilates est si différent de l'entraînement sportif normal. Il ne met pas l'accent sur les charges lourdes ou le cardio intense. Au contraire, la méthode Pilates renforce les muscles profonds, dans la limite des capacités de votre corps.

Il s'agit généralement d'un exercice au sol, parfois accompagné d'élastiques, de petites balles, d'anneaux, etc. Joseph Pilates a établi ces principes essentiels, qui sont aujourd'hui pratiqués dans le monde entier. Sa pratique porte toujours son nom et adhère aux principes établis il y a près de cent ans.

Différence avec le yoga, la gym, etc.

La gymnastique Pilates est souvent assimilée au yoga, à la gymnastique et à la danse. Pourtant, il s'agit d'une discipline à part entière, avec quelques différences essentielles.

Les différences entre le Pilates et le yoga

Pilates et yoga. Ils semblent similaires, mais ils sont différents.

S'abord, le yoga est ancien, rempli de spiritualité, remontant à des milliers d'années. Au contraire, le Pilates, créé au 20e siècle par Joseph Pilates, est nouveau. Son objectif principal ? Une méthode pour renforcer des muscles spécifiques afin de modeler le corps avec précision. Le yoga et le Pilates accordent tous deux de l'importance à la façon dont vous bougez et respirez. Cependant, le yoga va au-delà du simple aspect physique. Il cherche à établir un lien entre le corps et l'esprit. La méthode Pilates est davantage axée sur le développement des capacités physiques.

Les deux se concentrent sur le renforcement des muscles profonds, le travail de la respiration et la concentration. Vous devez faire attention à chaque mouvement et à chaque respiration. C'est la clé pour s'améliorer!

Le yoga est une tradition ancienne. Il est spirituel et philosophique à la base. Le Pilates, en revanche, a été conçu au 20e siècle pour le développement physique. L'objectif du yoga est de relier le corps, l'âme et l'esprit. Le Pilates ? Il s'agit davantage du corps et des muscles.

Techniquement, le yoga met l'accent sur les postures debout et assises, la souplesse et les étirements. Les mouvements sont parfois rapides. La méthode Pilates privilégie le travail au sol, à plat ventre ou sur le dos. Les mouvements sont lents, sans impact et mesurés. Ils mettent l'accent sur le contrôle des muscles profonds et la stabilité, et non sur l'amplitude des mouvements. Le yoga complète chaque mouvement par une respiration par le nez pour se détendre. La méthode Pilates utilise l'expiration buccale et la contraction musculaire pour développer l'endurance.

Le yoga et le Pilates fonctionnent ensemble, et non l'un contre l'autre. Le yoga favorise la relaxation, la souplesse musculaire et l'unité entre le corps et l'esprit. La méthode Pilates permet de modeler les muscles, d'améliorer la posture et l'équilibre. Une personne qui pratique régulièrement peut utiliser les deux. Les méthodes sont différentes, mais les bénéfices sont les mêmes.

Ce qui diffère les Pilates avec la gymnastique

La méthode Pilates et la gymnastique peuvent sembler similaires, mais elles sont en fait différentes. Contrairement à la gymnastique - une démonstration de force, le dépassement des limites personnelles - la méthode Pilates n'est pas compétitive. Il s'agit de comprendre et de contrôler son corps, plutôt que de le mettre à l'épreuve.

La gymnastique implique des sauts et des figures époustouflants, tandis que le Pilates implique des mouvements lents et délibérés. L'accent n'est pas mis sur la force mais sur le contrôle. Même des gestes simples comme soulever les hanches ou plier le dos nécessitent une conscience totale et une stabilité musculaire.

La méthode Pilates vise à renforcer les muscles profonds, les muscles du tronc - les abdominaux, le plancher pelvien, les fessiers et les muscles du dos. Cela permet de créer une ceinture abdominale solide, essentielle pour tous les mouvements. La gymnastique se concentre davantage sur les muscles extérieurs et sur la stimulation du cœur.

Enfin, la respiration est essentielle dans la méthode Pilates. Elle accompagne les mouvements pour un meilleur contrôle et un travail musculaire plus fort. En gymnastique, la respiration est reléguée au second plan par rapport à l'effort.

Les exercices de Pilates se déroulent principalement sur un tapis au sol. On utilise parfois de petits objets comme des ballons, des élastiques, des anneaux. La gymnastique a besoin d'objets spéciaux comme des barres, des poutres et des anneaux.

Le Pilates travaille ensuite sur l'équilibre entre le corps et l'esprit. Les exercices sont un mélange de physique et de réflexion, comme le yoga. La gymnastique se concentre davantage sur l'aspect physique.

Ainsi, même si certaines personnes qualifient la méthode Pilates de "gymnastique", elle s'apparente davantage au yoga qu'à la gymnastique. Il vous permet de réfléchir à vos mouvements, de renforcer vos muscles, de devenir plus souple et de vous concentrer.

Fitness et Pilates : les différences

Les exercices de Pilates et les exercices de fitness en général présentent certaines similitudes et différences. Les deux visent à promouvoir la santé, la forme physique et le bien-être. Des exercices physiques réguliers sont encouragés pour renforcer et entretenir le corps. Ces méthodes ont en commun de cultiver la puissance musculaire et l'endurance, d'améliorer la posture et la souplesse et d'atténuer le stress.

Mais leurs approches varient considérablement. Le fitness comprend diverses activités telles que l'haltérophilie, le cardio, les séances de groupe et d'autres encore, toutes conçues pour stimuler et améliorer les performances. Le cardio est axé sur l'accélération du rythme cardiaque afin de brûler des calories pour perdre du poids. La musculation se concentre sur des muscles spécifiques à l'aide de machines ou d'haltères pour favoriser la croissance. D'autre part, la méthode Pilates perçoit le corps comme une combinaison de l'esprit et du corps, et non comme une simple machine destinée à être améliorée. Cette méthode, grâce à son initiateur Joseph Pilates, suit une vision holistique de soi. Chaque mouvement, aussi élémentaire soit-il, est exécuté avec concentration, précision et fluidité, en parfaite synchronisation avec la respiration. L'objectif n'est pas la performance, mais l'harmonie et la maîtrise de soi. La méthode Pilates cible les muscles profonds, principalement ceux qui sont situés au centre du corps, afin de les renforcer de manière souple et équilibrée. Comme l'a dit Joseph Pilates, "la qualité plutôt que la quantité" résume sa recherche d'un mouvement approprié et conscient, comme le montre sa méthode.

Les exercices diffèrent également entre le fitness et le Pilates. Le fitness accélère les séances d'entraînement avec des pompes rapides, des tractions, des squats, des burpees et autres, dans le but de repousser les limites. La méthode Pilates utilise des mouvements lents et contrôlés que chacun peut maîtriser. Un simple geste, comme plier et relâcher le dos tout en expirant, peut déclencher un entraînement intense du tronc. Il n'y a pas besoin d'haltères ou de cardio rigoureux, juste le corps et la gravité.

Ainsi, bien qu'ils visent tous deux le bien-être et une meilleure santé, le fitness et la méthode Pilates ont une vision du corps et une approche différentes. Le fitness recherche la performance, tandis que le Pilates recherche l'équilibre. En termes simples, le fitness moule le corps, tandis que le Pilates le réveille. Les deux mondes, celui de l'athlétisme et celui de l'attention, peuvent en effet s'enrichir mutuellement pour ceux qui s'efforcent de fusionner la puissance et l'agilité, l'endurance et la conscience du corps.

Les différents styles de Pilates

Joseph Pilates a introduit la méthode Pilates au début des années 1900. Elle a évolué en de nombreuses versions au fil du temps. La méthode Pilates classique, qui met l'accent sur le renforcement des muscles du tronc et sur une bonne posture, reste la plus proche du plan de match initial. D'autres styles, adaptés à des objectifs ou à des groupes distincts, ont également vu le jour. Le Yoga Pilates, qui combine des positions de yoga pour améliorer la flexibilité, en est un. Le Stott Pilates, qui met l'accent sur la santé de la colonne vertébrale, et le Power Pilates, qui a une orientation athlétique, en sont d'autres. Le

Reformer Pilates se pratique à l'aide d'une machine à ressort spéciale. D'autres grandes tendances, comme le Winsor Pilates, le Kiné-Pilates pour la rééducation et les combinaisons de poses vivantes (chorégraphies), ont également fait surface.

La version classique du Pilates

Le Pilates classique s'en tient fermement à la méthode originale du créateur Joseph Pilates, datant du début des années 1900. Elle se concentre sur le renforcement du corps en profondeur et respecte les principes essentiels conçus par Joseph lui-même pour modeler le corps de manière harmonieuse.

Joseph a élaboré sa technique sur la base de son expérience personnelle. Pendant son enfance en Allemagne, son corps était faible et sujet à l'asthme. Déterminé à renforcer son corps, il s'est lancé dans la gymnastique, la boxe, le yoga et la plongée sous-marine. Il est devenu un solide autodidacte de l'anatomie, ayant développé des muscles puissants après des années d'entraînement intensif.

Joseph a eu un moment d'intuition pendant la Première Guerre mondiale, alors qu'il se trouvait dans un camp avec d'autres détenus. Il a remarqué la déchéance physique et morale des prisonniers et a inventé des exercices simples pour les aider à rester en forme et en bonne santé dans un espace limité. De retour à New York, il ouvre son premier studio où il enseigne sa "Contrology" (connue plus tard sous le nom de "Pilates") et croit en l'impact de sa méthode sur le corps et l'esprit. Ses élèves, principalement des danseurs, venaient chercher une meilleure compréhension du corps, un renforcement en profondeur et ce lien distinct entre le corps et l'esprit.

Le Pilates classique, qui s'inspire des idées de Joseph Pilates, suit des règles similaires. Il commence par le "noyau" ou "centrale", c'est-à-dire les muscles profonds du ventre, du bas du dos et du plancher pelvien. L'activation de ces muscles est la première étape de chaque mouvement, ce qui permet d'obtenir une ceinture abdominale solide. Ensuite, nous nous concentrons sur le contrôle complet de l'action, effectuée lentement et avec précision une fois que le centre est stable. Des respirations profondes vont de pair avec l'action : expirez lorsque la centrale se contracte et inspirez lorsqu'elle se relâche. Chaque pose doit être manipulée avec soin et articulée avec précision, en mettant l'accent sur l'attention portée à l'ensemble du corps. Une série d'exercices réguliers au fil du temps renforce l'endurance. Une concentration constante sur votre méthode vous permet de sentir et de modeler vos muscles de manière plus approfondie.

En bref, le Pilates classique respecte autant que possible les enseignements originaux de Joseph Pilates. Par le biais d'exercices sur tapis, parfois avec des aides supplémentaires mineures, il vise une tonification de précision. Pas de séances d'exercices intensifs, pas de poids : juste le poids de son propre corps, utilisé intelligemment, pour affiner les muscles de manière uniforme. L'objectif du Pilates classique est de trouver un équilibre entre la croissance musculaire et la flexibilité des articulations. Votre corps devient à la fois plus fort et plus mobile dans un état d'esprit serein.

Le yoga Pilates

Le Yoga Pilates est un nouveau type de Pilates né dans les années 1990, qui associe des postures de yoga à des exercices classiques de Pilates. Il s'agit d'utiliser les points forts de chacun pour renforcer le corps dans son ensemble et améliorer sa souplesse.

Jonathan Urlichs, instructeur de yoga et de Pilates en Californie, a conçu le yoga Pilates. Il a reconnu les avantages mutuels des deux pratiques. Il les a donc fusionnées en une seule qui fait travailler toutes les parties du corps.

Reconnu pour assouplir les articulations, étirer les muscles et améliorer la flexibilité, le yoga est excellent pour notre corps. Des positions telles que le chien couché, le guerrier, la planche, le triangle et la pince renforcent et allongent lentement notre corps. D'autre part, le Pilates tonifie profondément nos muscles, en se concentrant sur les abdominaux, les fessiers et l'anneau pelvien - essentiel pour une position correcte.

Le Yoga Pilates se concentre sur les objectifs de tonification musculaire de l'ancienne méthode Pilates et intègre des étirements à partir des poses de yoga.

Un cours typique de yoga Pilates commence par des exercices de respiration et de relaxation centrés sur le yoga pour se recentrer. Il s'articule entre des poses de yoga qui tiennent compte de l'alignement du corps propre à la méthode Pilates, et des exercices spécifiques pour le tronc, les abdominaux hypopressifs et les fessiers.

Les postures de planche sont maintenues plus longtemps dans la méthode Pilates pour renforcer les abdominaux. La posture du guerrier utilise votre force musculaire pour réduire votre ceinture abdominale. Nous prêtons également attention à la position du bassin et de la colonne vertébrale, comme dans la méthode Pilates. Des exercices spécifiques ciblent également des muscles distincts.

En combinant le yoga et le Pilates, vous équilibrez la flexibilité et la puissance musculaire. Cette combinaison permet de sculpter un corps mince et souple. Il permet régulièrement de mieux dessiner votre silhouette et de vous détendre. Si vous aimez les avantages du yoga et du Pilates et que vous n'arrivez pas à choisir entre les deux, c'est une excellente option!

La combinaison du yoga et du Pilates vous permet d'équilibrer la flexibilité et la puissance musculaire.

Le Stott Pilates

Le Pilates Stott, formulé dans les années 1980, est le fruit des efforts de la physiothérapeute canadienne Moira Stott, de médecins et de physiothérapeutes. S'en tenant aux bases du Pilates original, la variante Stott met l'accent sur l'alignement correct du corps et la position de la colonne vertébrale.

Stott a observé les avantages du Pilates sur ses clients. Motivée, elle a décidé d'améliorer la technique traditionnelle, en s'efforçant de trouver des méthodes d'entraînement plus sûres et plus productives, en s'inspirant des dernières découvertes de la science médicale. Elle a réussi à perfectionner et à élargir le modèle d'entraînement original, lançant ainsi la méthode Stott Pilates.

Le point central de cette méthode est le placement correct de la colonne vertébrale, généralement maintenue en position "neutre". Elle respecte la courbure normale de la colonne vertébrale, notamment cervicale, dorsale et lombaire. Cet équilibre permet de répartir uniformément la pression, évitant ainsi les tensions et les lésions. Des changements ont été apportés aux exercices classiques de la méthode Pilates susceptibles de nuire à la colonne vertébrale.

Par exemple, la célèbre séquence des "cent" ou des battements de jambes. Dans la méthode Stott Pilates, l'exercice se fait avec les genoux pliés au lieu des jambes tendues, ce qui réduit le stress sur le bas du dos. Autre particularité : l'inspiration se produit généralement lors de la contraction musculaire, et non l'inverse, ce qui favorise l'entraînement des muscles abdominaux.

Le Stott Pilates met l'accent sur le "noyau", c'est-à-dire les muscles sous-jacents forts de l'estomac et du bas du dos. Ces muscles soutiennent la colonne vertébrale. En renforçant ces muscles, nous stabilisons nos hanches et améliorons notre posture. C'est pourquoi de nombreuses séances d'entraînement font appel à des exercices de base.

Il est également très important de respirer dans la méthode Stott Pilates. Vous êtes censé élargir votre cage thoracique lorsque vous inspirez. Cela nous aide à respirer plus profondément et à faire travailler encore plus les muscles de la poitrine et du ventre.

Le Stott Pilates est donc une nouvelle version de l'entraînement de Joseph Pilates, améliorée par des recherches médicales récentes. Expliquer les mouvements à l'aide d'images et de métaphores aide les gens à mieux les comprendre. L'objectif : un renforcement musculaire équilibré, adapté aux compétences et à la structure corporelle de chacun.

Le Pilates Power ou Pilates athlétique ou Pilates dynamique

Imaginez une version sportive du Pilates, connue sous le nom de Power Pilates ou Dynamic Pilates. Elle a vu le jour dans les années 90 et vise à renforcer les muscles par des exercices difficiles.

La créatrice de ce type de méthode, Mari Winsor, est une enseignante de Pilates basée à Los Angeles. Certains de ses élèves, principalement des athlètes et des danseurs, voulaient plus d'élan et de défi. Elle a donc conçu un programme unique appelé Winsor Pilates.

L'objectif était de conserver les éléments essentiels de la méthode Pilates traditionnelle - respirations profondes, concentration, mouvements fluides - mais de rendre les séances d'entraînement plus difficiles. Pour ce faire, on a utilisé des outils de résistance et rendu les poses plus difficiles.

En bref, une séance de Power Pilates commence généralement par un échauffement similaire à celui du Pilates classique, en bougeant toutes les articulations et en étirant les muscles. La différence est que, alors que le Pilates traditionnel utilise le poids du corps comme résistance, le Power Pilates fait appel à des bandes de résistance, des poids, des ballons lourds ou des machines spéciales de Pilates. La résistance dépend de la capacité de chacun.

Certaines poses sont également plus délicates. Par exemple, la planche se fait sur un ballon d'équilibre ou en soulevant alternativement les mains ou les pieds. Idem pour les crunchs, réalisés jambes en l'air et écartées, ou en rotation.

Les composantes - accessoires, instabilité, mouvements explosifs, isométriques ou pliométriques - contribuent toutes à améliorer le travail musculaire pour une apparence tonique et athlétique. Le résultat : une force, une endurance, une puissance et une souplesse accrues.

Le Pilates Power est donc un choix de premier ordre pour les athlètes qui souhaitent améliorer leurs performances, ou pour ceux qui veulent fusionner un renforcement musculaire intense avec un bon maintien de la mobilité des articulations. Sa nature dynamique le rend également plus excitant pour les amateurs d'aventure !

Le Riformer Pilates

Parlons du Pilates Reformer. Il s'agit d'une partie distincte de la méthode Pilates qui s'effectue sur une machine unique, appelée Reformer. Joseph

Pilates l'a lui-même inventé dans les années 1920. Il utilise un système composé de ressorts et de rails coulissants pour effectuer des exercices de résistance et d'étirement intenses.

Le Reformer ressemble à un cadre en bois. Il comporte une partie mobile, ou chariot, sur laquelle est placé un plateau ou une barre pour les mains et les pieds. À l'intérieur du cadre, des ressorts réglables sont fixés. La tension de ces ressorts permet d'effectuer une grande variété d'exercices. Tous les groupes musculaires sont sollicités lorsqu'ils sont poussés ou tirés contre ces ressorts.

Le Reformer est différent du Pilates au sol. Les ressorts offrent une résistance constante pour un renforcement musculaire plus profond. De plus, il aide à maintenir une posture correcte pendant les séances d'entraînement, ce qui protège les articulations et la colonne vertébrale.

RephraseVoici comment ça se passe. L'échauffement commence par des mouvements qui font travailler les bras et les jambes en déplaçant le chariot. Ensuite, des exercices en position debout, assise ou couchée visent différentes parties du corps avec des niveaux de difficulté croissants. La résistance des ressorts fait travailler les fibres musculaires tandis que les changements de position étirent tous les muscles. La fluidité des poses tonifie doucement le corps et crée des courbes. Les abdominaux et les fessiers ne sont pas en reste et bénéficient d'un bon entraînement !

Le Reformer Pilates, connu pour ses vertus tonifiantes et amincissantes, a fait de nombreux adeptes parmi les stars et les top-modèles. Désormais, vous pouvez apercevoir cette machine dans plusieurs studios dédiés. Certains adeptes possèdent même leur propre Reformer pour s'entraîner chez eux!

La méthode Reformer est une méthode d'entraînement qui a fait ses preuves.

Mais il existe également d'autres styles de Pilates qui viennent compléter les 5 principaux présentés :

Le Winsor Pilates

Le Winsor Pilates, apparu dans les années 90, est l'œuvre de Mari Winsor, une instructrice californienne respectée. Son objectif était d'insuffler une énergie nouvelle au style Pilates original. Elle y est parvenue en augmentant l'intensité de la musculation. Des outils utiles tels que des bandes de résistance, des poids et des ballons d'exercice sont ajoutés pour augmenter le poids du corps. Certaines poses sont rendues difficiles en levant alternativement les mains et les pieds pendant une planche. La succession rapide d'exercices met chaque muscle à l'épreuve, les fortifiant et les modelant. Winsor Pilates est donc un choix de premier ordre pour ceux qui souhaitent un mélange des avantages classiques de la méthode Pilates et un défi plus important.

Le Kiné-Pilates

Le Kiné-Pilates comme la fusion de la méthode Pilates et de la kinésithérapie. Créé par des kinésithérapeutes dans les années 90, il a pour but d'aider les patients à retrouver le contrôle musculaire et le mouvement après une blessure ou une opération.

Il se concentre sur des actions lentes et fluides, effectuées en pleine conscience. L'objectif ? Un travail en douceur pour éviter de blesser les points sensibles, tout en aidant les patients à retrouver ou à conserver leurs mouvements articulaires. Il utilise parfois des bandes élastiques, des ballons ou des rouleaux pour adapter chaque séance d'entraînement aux besoins de chaque personne.

Ceux qui le pratiquent l'apprécient parce qu'il permet de localiser certaines parties du corps et de traiter des problèmes particuliers de "déséquilibre", tels que ceux résultant d'une blessure. En outre, contrairement à certaines formes de rééducation, Kiné-Pilates semble durer, ce qui en fait un complément utile à la rééducation classique.

En résumé, Kiné-Pilates fusionne la méthode Pilates et la physiothérapie pour aider les personnes à retrouver mouvement et puissance après une blessure ou une intervention chirurgicale. Sa méthode douce et spécifique est idéale pour ceux qui ont besoin d'un travail en douceur sur les points sensibles.

Le Pilates Jumping

Le Pilates Jumpboard, également appelé Pilates Jumping, est une variante du style d'exercice classique de la méthode Pilates. Cette technique associe les concepts fondamentaux de la méthode Pilates, tels que la concentration, l'alignement, la précision, le contrôle, la stabilité de la respiration et la fluidité, à des mouvements aérobiques dynamiques. L'incorporation de ces exercices de saut sur le Jumpboard ajoute une composante cardiaque au régime Pilates habituel, ce qui permet d'augmenter la fréquence cardiaque et de brûler plus de calories.

Le Jumpboard Pilates est conçu pour améliorer la force et la forme des muscles, corriger la posture et améliorer la souplesse et la stabilité. Il permet également un entraînement cardiovasculaire efficace. Il peut s'avérer utile pour ceux qui souhaitent augmenter l'intensité de leur jeu Pilates ou pour ceux qui désirent améliorer leur forme cardio tout en minimisant l'impact sur les articulations.

Comme toutes les variétés de Pilates, il est recommandé que le Jumpboard Pilates soit pratiqué sous la supervision d'un professionnel afin d'assurer l'exécution correcte et sûre des mouvements. Il est essentiel de comprendre que, bien que le Jumpboard Pilates soit un excellent complément de remise en forme, il ne doit pas remplacer une alimentation équilibrée et un mode de vie sain dans le cadre d'une stratégie de perte de poids.

Le Pilates lateral

Le Pilates latéral, un autre volet du Pilates classique, met en valeur les muscles latéraux de votre corps. Les muscles obliques du ventre, les muscles latéraux du dos et des hanches et même les muscles latéraux des cuisses et des mollets bénéficient de cet exercice. Il est également appelé Pilates de côté.

Très efficace pour améliorer la stabilité du tronc, renforcer les muscles latéraux et améliorer la posture et l'équilibre, le Pilates latéral permet également de modeler et de raffermir des zones spécifiques. Cette séance d'entraînement peut être effectuée sur un tapis ou sur un appareil de Pilates tel que le Reformer. Vos exercices dépendront de ce qui est difficile pour vous et de ce que vous espérez obtenir. Vous pouvez essayer les levées de jambes latérales, les torsions du torse ou les flexions latérales.

Comme pour toutes les formes de Pilates, la sécurité est primordiale. Seul un entraîneur certifié devrait superviser votre séance de Pilates latéral. N'oubliez jamais qu'il s'agit d'un complément à votre programme d'entraînement. Associez-le à un régime alimentaire sain pour perdre du poids. Ce n'est pas une alternative.

Le Flow Pilates

Voyez le Flow Pilates comme le Pilates traditionnel, mais avec une touche supplémentaire. Au lieu d'exercices rigides, il se concentre sur des mouvements plus fluides et plus rapides. C'est comme le Pilates, mais plus intense et plus dynamique. Il encourage également les gens à être très conscients de leurs actions.

Plusieurs comparent le Flow Pilates à une danse. Les exercices s'enchaînent de manière fluide et séquentielle. Ce mouvement constant peut rendre les séances d'entraînement plus attrayantes, contrairement à certains cours de Pilates traditionnels.

Les séances de Flow Pilates se concentrent sur votre corps. Leur objectif est de vous enseigner la structure et l'alignement. Cela permet de préserver la sécurité de vos articulations et de favoriser une croissance en toute sécurité. De plus, la séquence d'exercices varie à chaque fois pour assurer un entraînement complet.

La méthode Flow Pilates n'est pas uniquement axée sur la force. Les étirements et la respiration contrôlée sont essentiels. Chaque participant apprend à adapter les exercices à ses capacités. Cette approche personnalisée encourage chacun à donner le meilleur de lui-même!

Les cours de Pilates Flow sont dispensés par des formateurs certifiés disposant d'un savoir-faire particulier. C'est le cas de Body and Flow, une école de Pilates basée en Asie et fondée par l'ancien danseur de Martha Graham, Ory Avni. Cette méthode est approuvée par la Pilates Method Alliance (PMA). La PMA est une association américaine à but non lucratif créée en 2001 pour défendre la véritable technique Pilates.

De nombreuses personnes pratiquent le Flow Pilates, qu'elles soient débutantes ou professionnelles. Il peut pimenter votre programme Pilates habituel. En outre, il est idéal pour ceux qui souhaitent renforcer des compétences telles que la coordination, l'endurance et la concentration, tout en profitant des avantages classiques de la méthode Pilates en termes de posture et de santé. Il laisse tomber la "performance" et se concentre plutôt sur la fluidité du cours et les changements d'exercices en douceur. Il vous offre une expérience complète. Il mélange des exercices d'entraînement, d'étirement et de respiration, tout en encourageant un corps à l'écoute et un esprit équilibré.

En conclusion, même si ces options ne sont pas aussi bien connues, elles offrent un large éventail de types de Pilates. Cela signifie qu'il existe un style pour chacun, personnalisé en fonction de ses ambitions, de son expertise et de ses goûts. La polyvalence de la méthode Pilates séduit de nombreuses personnes, y compris les sportifs chevronnés, les personnes âgées et les futures mamans. Quoique les versions plus modernes séduisent surtout les amateurs d'aventure.

Les principes fondamentaux

Les pilates reposent sur des principes fondamentaux qui promettent des résultats exceptionnels lorsqu'ils sont correctement exécutés. Ces principes comprennent le centrage, la concentration, le contrôle, la précision, la respiration et la fluidité, chacun jouant un rôle unique pour garantir une séance d'entraînement de premier ordre.

Le centrage consiste à engager la force centrale de votre corps, également appelée "powerhouse". Il s'agit du bas du dos, des hanches, des muscles abdominaux et des fesses. L'attention portée au centrage renforce la stabilité et la force du tronc.

Rester concentré sur chaque mouvement est crucial pour la concentration, car cela permet de s'assurer que le mouvement est bien exécuté. Le contrôle va de pair avec la concentration, ce qui permet d'éviter les mouvements chaotiques ou précipités.

La précision est également importante dans la méthode Pilates. Chaque mouvement doit être exécuté avec précision, ce qui le rend plus percutant et réduit le risque de se blesser.

La respiration joue un rôle important dans la méthode Pilates, en aidant à contrôler les mouvements et à maintenir la concentration. La fluidité, quant à elle, assure une transition sans heurt entre les exercices, ce qui permet d'obtenir une routine qui ressemble à une danse.

Les sections suivantes analysent ces principes en profondeur, en élaborant leur signification et en fournissant des conseils pour les inclure dans votre routine de Pilates.

Centrage, concentration, contrôle, précision, respiration et fluidité

Le centrage

Le "powerhouse" ou centrage est crucial dans la méthode Pilates. Il s'agit d'utiliser nos muscles centraux, comme les abdominaux, le bas du dos, les hanches et les fesses. Ils constituent la "centrale électrique" de notre corps et sont le moteur de tous nos mouvements. Lorsque nous nous concentrons sur le centrage, nous renforçons l'équilibre de notre corps et la puissance de nos muscles abdominaux.

Le centrage ne se limite pas à la flexion des muscles. Il s'agit de savoir où se trouve notre point d'équilibre et de contrôler nos mouvements. C'est un lien entre l'esprit et le corps qui nous permet de bouger de façon plus nette et plus précise.

Le rôle du centrage dans la méthode Pilates remonte à Joseph Pilates, qui a inventé cette méthode. Il pensait qu'être physiquement fort et en forme commençait par le cœur. En renforçant cette "centrale", nous pouvons améliorer notre posture, notre équilibre et la synchronisation de nos mouvements.

Le centrage est également essentiel à la protection de notre colonne vertébrale et de nos organes vitaux. En utilisant nos muscles centraux de la bonne façon, nous protégeons notre colonne vertébrale et créons un "corset" naturel qui protège nos organes.

Le centrage est souvent utilisé avec la respiration dans la méthode Pilates. Une bonne respiration permet d'activer la "centrale" et de stabiliser le corps. En outre, le fait de se concentrer sur notre respiration nous permet de rester attentifs à notre corps et à nos mouvements, ce qui est essentiel pour le contrôle et la précision.

Enfin, le centrage est essentiel dans la méthode Pilates car il améliore votre entraînement. Il renforce la stabilité, la puissance de base, la posture, l'équilibre et la coordination. Il protège également la colonne vertébrale et les organes internes. De plus, il vous rend plus attentif à votre corps et à la façon dont vous bougez.

La concentration

Dans la méthode Pilates, la "concentration" et le "contrôle" sont deux principes clés. Joseph Pilates les considérait comme la colonne vertébrale du système. Ils travaillent ensemble, ce qui est vital pour une routine Pilates efficace et sûre. Ils contribuent également à la qualité des mouvements et à la productivité de la séance.

Le Pilates exige de la concentration. C'est-à-dire qu'il faut garder l'esprit sur chaque mouvement. Cela signifie qu'il faut être pleinement engagé et en phase avec les positions des parties de son corps, le parcours de chaque exercice et la façon dont on respire pendant ces actions. Ce faisant, chaque exercice est précis et efficace, ce qui permet d'éviter les mouvements indésirables ou erronés susceptibles de provoquer des blessures ou de réduire l'impact de l'entraînement.

Le contrôle, quant à lui, consiste à maîtriser chaque mouvement. Joseph Pilates a baptisé sa méthode "Contrologie" pour souligner l'importance du contrôle. Le contrôle comprend la maîtrise de la puissance musculaire, le maintien de l'équilibre et la coordination des mouvements en douceur, au lieu qu'ils soient irréguliers ou chaotiques. Cela nécessite une compréhension profonde du fonctionnement du corps et de savoir quels muscles activer pour chaque exercice.

En Pilates, le fait de pratiquer en pleine conscience et avec contrôle aide les élèves à mieux connaître leur corps. Ils peuvent bouger avec plus de précision et d'intention. En Pilates, chaque mouvement a un but précis. Cet objectif détermine la manière dont le mouvement se déroule. La bonne image mentale aide également à faire des mouvements qui sont plus contrôlés et plus précis.

Les mouvements fluides en Pilates nécessitent un bon contrôle des articulations. Il ne s'agit pas seulement d'aller d'un point à un autre. Il s'agit de se déplacer avec style, confort, souplesse et efficacité. La respiration consciente est vitale à cet égard, car elle permet de rester concentré et de soutenir le mouvement.

La concentration et le contrôle sont donc les clés d'une bonne méthode Pilates. Elles permettent à chaque mouvement de se dérouler avec détermination et précision, et d'obtenir rapidement des résultats impressionnants. En améliorant la concentration et le contrôle, les personnes qui pratiquent le Pilates peuvent améliorer leur force, leur souplesse et leur état de santé général.

La précision

La méthode Pilates accorde de l'importance à la précision. Cette idée est liée à d'autres principes de la méthode Pilates : le contrôle, le centrage et la concentration. Dans la méthode Pilates, la précision signifie que chaque mouvement doit être exécuté minutieusement. Cela signifie que la position de votre corps doit être correcte, que les bons muscles doivent être actifs et synchronisés avec votre respiration.

Mais la précision dans le Pilates ne consiste pas seulement à faire les mouvements correctement. Il s'agit de connaître son corps en profondeur. Imaginez que vous sachiez où se trouve chaque partie du corps, que vous traciez chaque mouvement et que vous compreniez son effet sur votre corps. C'est cela la précision.

Le fondateur de Pilates, Joseph Pilates, prônait la qualité plutôt que la quantité. Donc, moins de répétitions, mais chaque répétition est effectuée avec précision. Cela signifie que chaque exercice doit être exécuté correctement, et non combien de fois.

La précision dans la méthode Pilates a des avantages. Tout d'abord, chaque exercice devient très efficace. Lorsque chaque mouvement est précis, les muscles font leur travail correctement. Ainsi, chaque exercice est pleinement bénéfique. Deuxièmement, la précision vous met à l'abri des blessures. En maintenant votre corps dans la bonne position et en le bougeant de la bonne façon, vous évitez les blessures inutiles. Enfin, la précision ouvre la voie à la conscience du corps. Elle permet d'établir un lien solide entre le corps et l'esprit. Chaque mouvement précis vous permet de prendre conscience de votre corps et d'améliorer votre coordination.

En résumé, la précision est la clé du Pilates. Elle est au cœur de la routine et augmente la valeur de chaque séance de Pilates. Que vous soyez débutant ou expérimenté, revoir les bases de la précision peut booster votre séance et maximiser les avantages de la méthode Pilates.

La respiration

Dans la méthode Pilates, la respiration est essentielle. Elle nous aide à synchroniser les mouvements tout en stimulant les bénéfices pour le corps et l'esprit.

Pourquoi le contrôle de la respiration est-il important dans la méthode Pilates ? Il vous aide à associer votre respiration aux exercices, que vous fassiez des flexions ou que vous vous détendiez. L'objectif ? Établir un flux respiratoire régulier qui correspond à chacun de vos mouvements.

Typiquement, nous inspirons par le nez, en gonflant la cage thoracique lors des étirements. En revanche, nous expirons par la bouche, en serrant les abdominaux pendant l'effort ou à la fin d'une posture. Cette adéquation respiration-mouvement augmente le contrôle et le rendement de la séance.

En outre, se concentrer sur sa respiration permet de se focaliser sur les détails de chaque exercice, un point essentiel dans la méthode Pilates. La respiration contrôlée favorise donc la concentration, indispensable pour progresser.

En outre, tout comme dans la méditation ou le yoga, la respiration profonde et contrôlée en Pilates est bénéfique. En nous concentrant sur notre respiration, nous nous reconnectons à notre corps, nous nous débarrassons des pensées indésirables et nous nous déstressons. En fin de compte, le Pilates vous permet de vous détendre et de vous libérer.

Une respiration fluide est essentielle pour atteindre ce que Joseph Pilates appelait "le flux". Cette notion implique une séquence de mouvements qui s'enchaînent comme des pas de danse. Les mouvements de Pilates doivent être fluides, jamais rigides ou brusques. Ils doivent s'enchaîner avec élégance, portés par la respiration.

Maintenir un rythme respiratoire régulier tout au long de votre séance d'entraînement est crucial, même lorsque les choses deviennent plus difficiles. La façon dont les poses s'enchaînent, modelant votre corps en détail, s'aligne sur une respiration profonde. C'est ce qui rend le Pilates unique, le distinguant des autres systèmes de fitness et de renforcement du corps.

En résumé, être conscient de sa respiration et la contrôler est essentiel pour tirer le meilleur parti de votre programme Pilates. L'amélioration du contrôle des mouvements, de la concentration, du calme mental et de la fluidité physique sont autant d'avantages dont il faut profiter. C'est la respiration qui relie et donne une signification à chaque pose. Le résultat est une expérience qui répond à la fois à votre bien-être physique et spirituel.

La fluidité

Le Pilates, c'est la fluidité des mouvements. Chaque mouvement de Pilates s'enchaîne avec facilité et légèreté. Il n'y a pas de sauts soudains ni de mouvements brusques. Au contraire, c'est comme une danse, merveilleusement fluide et précise.

La respiration dans la méthode Pilates complète la fluidité. Lorsque la respiration est régulière, elle ne perturbe pas les exercices. C'est une corde qui relie les sections ensemble.

La nature fluide de la méthode Pilates apporte un équilibre au corps. Au lieu de se concentrer sur un groupe musculaire, puis sur un autre, il intègre l'ensemble du corps. Les exercices individuels de Pilates peuvent sembler simples (comme les flexions, les torsions, les élévations de jambes...). Pourtant, c'est l'ordre fluide et contrôlé qui rend le Pilates charmant et productif. Cette fluidité relie chaque pose, les tricotant ensemble dans une danse de force, de contrôle et de relaxation.

Les bienfaits du Pilates

La méthode Pilates, développée par Joseph Pilates au début des années 1900, est appréciée pour ses nombreux avantages. Ses séances d'entraînement ciblées sollicitent les muscles en profondeur, ce qui permet de renforcer l'ensemble de la musculature. Il améliore également la posture, l'équilibre, la souplesse et l'endurance. L'attention concentrée et la respiration régulée de la méthode Pilates contribuent à réduire le stress et à renforcer la paix mentale. En outre, la méthode Pilates favorise la perte de poids et la tonification du corps. Dans cette partie, nous allons nous pencher sur ces effets bénéfiques sur le corps et l'esprit.

Renforcement musculaire ciblé

La méthode Pilates est extraordinaire pour renforcer les muscles en profondeur, de manière spécifique et uniforme. Ce n'est pas comme certains sports ou programmes de remise en forme qui se concentrent sur certains muscles et en ignorent d'autres. La méthode Pilates permet de modeler l'ensemble du corps de manière uniforme. C'est dû à la nature même des exercices de Pilates. La plupart sont effectués au sol, en utilisant le poids du corps comme résistance. Grâce à des mouvements lents et contrôlés, le Pilates travaille efficacement les fibres musculaires sans nécessiter d'équipement lourd. De plus, chaque pose se concentre sur un groupe musculaire particulier. Par exemple, les ponts sont excellents pour les fessiers, les ischio-jambiers et les vertèbres lombaires. Le célèbre "cent", avec ses battements de jambes, cible les abdominaux, les psoas et les obliques internes. La "natation" fait travailler le haut du dos et les trapèzes. Chacun a son tour. Chaque séance façonne et renforce magnifiquement votre corps.

Les pilates ne se contentent pas de renforcer les muscles, ils augmentent aussi leur endurance. En tenant chaque pose le temps de respirer 5 à 10 fois profondément, vous effectuez un travail isométrique. Cet exercice améliore l'endurance des muscles ciblés, pour un corps à la fois tonique ET résistant.

La méthode Pilates offre un avantage sans pareil : le renforcement des muscles profonds. Elle se concentre sur votre tronc - les muscles de l'abdomen et du bas du dos. Cela permet de renforcer l'intérieur du corps. Quel est l'avantage ? Une bonne posture, moins de douleurs dorsales et un bassin stable. Vous évitez ainsi de vous blesser. Peu d'exercices font travailler les muscles du tronc de cette manière.

Ainsi, quel que soit votre âge, votre niveau de forme ou vos objectifs, le Pilates peut répondre à vos besoins. Vous obtiendrez rapidement des résultats : un corps élancé et en pleine forme, une meilleure posture, plus de puissance et d'endurance. Le Pilates renforce vos muscles et transforme votre corps. En outre, il peut renforcer votre estime de soi!

Amélioration de la posture et de l'équilibre

La pratique de la méthode Pilates permet de redresser votre alignement et de vous maintenir en équilibre. La méthode Pilates fait travailler ce que Joseph Pilates appelait le "noyau", qui comprend les muscles de l'estomac, du dos et des fesses. Ces muscles aident à maintenir le corps droit. En renforçant ces muscles, la méthode Pilates peut corriger votre posture, vous maintenir stable et affiner votre silhouette.

Cela commence par ce que l'on appelle l'entraînement "powerhouse", qui cible ce groupe de muscles centraux. Le raffermissement des muscles du ventre, du bas du dos et des fesses permet de maintenir un bassin et une colonne vertébrale corrects. Vos épaules se déplacent naturellement vers l'arrière et votre poitrine s'élargit. Votre dos se redresse, votre taille s'arrondit naturellement et votre poitrine s'élargit. Cela signifie qu'il n'est plus nécessaire de se baisser!

Les exercices de Pilates font également travailler les muscles des pieds, des chevilles, des genoux et des hanches. Ils permettent de stabiliser le bas du corps, ce qui rend la marche plus douce et améliore l'équilibre. Il en va de même pour les exercices des bras, des épaules et du cou, qui tonifient et étirent les groupes musculaires supérieurs.

Si vous pratiquez régulièrement, votre corps tout entier deviendra plus mobile et plus fort. Tous les mouvements sont plus stables et équilibrés. Vous risquez moins de tomber ou de vous blesser. Toutes les parties de votre corps sont d'égale importance dans le Pilates, ce qui profite à votre bien-être général. L'amélioration de l'équilibre musculaire peut faciliter les activités régulières : vous vous tenez plus droit, vous marchez plus facilement et vous vous sentez plus souple et plus léger.

Vous souhaitez redresser votre posture, soulager un dos douloureux ou simplement améliorer votre posture ? Le Pilates est la solution. Après seulement quelques séances, vous constaterez un changement notable dans votre posture et votre équilibre. Avec une pratique fréquente, ces améliorations peuvent durer!

Développement de la flexibilité et de l'endurance

La méthode Pilates peut vous aider à devenir plus souple et à avoir une meilleure endurance. Elle travaille en profondeur vos muscles et vos articulations, ce qui les assouplit. Il aide également votre cœur et vos poumons à mieux fonctionner pendant l'exercice.

Les exercices de Pilates peuvent vous rendre très souple. Les exercices sont doux et contrôlés. Ils étirent tous les muscles. Lorsque vous faites des mouvements amples et ronds, vos muscles et vos tendons deviennent plus élastiques. L'un des exercices, qui consiste à cambrer le dos et à expirer, permet d'étirer les muscles fessiers et abdominaux. Il en va de même pour les flexions avant qui écartent les cuisses. Contrairement aux étirements habituels, le Pilates renforce les muscles et les assouplit en même temps. En effet, vous maintenez les positions pendant plusieurs respirations. Cela permet un étirement profond et actif. Vous n'avez pas à craindre de vous froisser un muscle ou de vous déchirer quelque chose, puisque vous ne vous étirez pas trop rapidement. Le résultat final est que vous pouvez bouger davantage sans faire mal à vos muscles.

Les exercices de Pilates aident également à développer l'endurance. Il fait travailler vos poumons : vous prenez de grandes respirations, ce qui permet à vos poumons de contenir plus d'air. Elle renforce également votre tronc (vos abdominaux, votre dos et vos muscles fessiers). Ces muscles vous aident à tenir plus longtemps.

La gymnastique Pilates enchaîne les mouvements dans le temps pour améliorer l'endurance cardiovasculaire. Ce n'est pas aussi intense que les sports d'endurance typiques, mais c'est plus facile pour les articulations. De plus, il procure de grands avantages comme une respiration efficace, une récupération plus rapide et une meilleure résistance à la fatigue et au stress.

Quel que soit votre âge ou votre niveau physique, le Pilates améliore progressivement votre souplesse et votre endurance. Il travaille harmonieusement pour assouplir et tonifier tous les muscles. Vous gagnez ainsi en souplesse et en énergie, ce qui rend les mouvements quotidiens plus faciles et plus agréables !

Réduction du stress et relaxation

Le stress fait partie du quotidien de la plupart des gens aujourd'hui. Travail, famille, voyages, pollution... Les facteurs de stress sont omniprésents. Le stress à court terme peut nous donner un coup de pouce rapide, mais le stress à long terme peut avoir des effets néfastes sur notre santé. Heureusement, il existe des outils utiles pour gérer le stress. L'un des meilleurs est le Pilates!

Le Pilates s'attaque d'abord aux signes physiques du stress, tels que les muscles tendus, la respiration retenue ou les douleurs dans le dos et la tête. En assouplissant les muscles, en concentrant la respiration et en améliorant la posture, cette méthode met fin aux signes physiques du stress. On se sent plus à l'aise et plus naturel après le cours.

Mais le Pilates ne s'arrête pas là ! Il nous aide également à améliorer notre état d'esprit. La concentration profonde requise pour chaque mouvement, aussi facile soit-il, nous oblige à nous concentrer sur notre corps. Nous nous déconnectons de nos inquiétudes et de nos pensées constantes. Cet enracinement dans le moment présent, cette conscience totale apporte une véritable libération mentale.

Le contrôle de la respiration est également essentiel. En contrôlant et en amplifiant notre respiration pendant l'entraînement, nous gérons les effets du système nerveux déclenché par le stress. Notre rythme cardiaque et notre tension artérielle ralentissent. Le corps et l'esprit retrouvent la paix et la tranquillité.

Travailler consciemment, faire des mouvements fluides, ne pas rechercher la perfection - tout cela est très différent de nos routines quotidiennes stressantes. Il y a du plaisir et de la simplicité à rester dans l'instant, à sentir les signaux de notre corps. C'est une pause qui permet à votre corps et à votre esprit de se sentir bien.

Le Pilates est en effet un choix idéal pour gérer le stress en raison de son double effet sur le physique et le psychisme. Il ne se contente pas d'apaiser vos muscles. En associant des exercices précis à une respiration attentive, le Pilates apporte une relaxation profonde et une stabilité émotionnelle durable. En résumé, le Pilates est le meilleur moyen de lutter contre le stress.

Perte de poids et affinement de la silhouette

Le pilates est connu pour ses bienfaits sur la tonicité du corps. Même sans se concentrer sur la perte de poids, le pilates peut vous aider à obtenir une silhouette plus mince et mieux définie.

Le pilates met principalement l'accent sur le tronc - les muscles abdominaux, fessiers et dorsaux, ou ce que l'on appelle le "powerhouse". En se concentrant sur ces muscles, on peut rétrécir la taille, réduire la taille du ventre et améliorer la cambrure de la colonne vertébrale. Le résultat est un corps visiblement plus en forme.

En outre, l'aspect résistance du pilates cible les fibres musculaires qui développent l'endurance. Cela augmente votre masse musculaire maigre et vous aide à brûler plus de calories, même au repos. Avec une bonne alimentation, vous pouvez perdre du poids plus facilement grâce à cette méthode.

Un autre avantage est l'utilisation de la gravité dans le Pilates. Certains exercices consistent à s'allonger tout en soulevant le bassin ou les jambes à l'horizontale. Ces mouvements ciblent et tonifient principalement le ventre et les fesses. Ces positions permettent non seulement de brûler les graisses, mais aussi de raffermir les endroits récalcitrants.

En conclusion, le Pilates, tout en étirant et en renforçant vos muscles, évite d'ajouter un volume supplémentaire. Cela permet d'obtenir un corps plus long et plus souple. Avec une meilleure posture, vous paraissez plus mince et plus gracieux.

La méthode Pilates, tout en étirant et en renforçant vos muscles, évite d'ajouter des masses supplémentaires.

Comme tous les sports, le Pilates donne des résultats en fonction de la fréquence à laquelle vous le pratiquez, du niveau de défi et de votre dévouement. En faire son sport de prédilection pour retrouver la ligne et se sculpter une silhouette svelte est sans conteste un choix judicieux.

Chapitre 2 : Le Pilates, allié minceur

Le Pilates ne sert pas seulement à renforcer les muscles. Cet entraînement peut aider à perdre des kilos et à remodeler le corps grâce aux mécanismes qu'il met en œuvre.

Ce chapitre vous explique comment le Pilates peut favoriser votre perte de poids. Il permet de brûler davantage de calories et d'accélérer le métabolisme. Cet entraînement cible certains muscles qui contribuent à l'obtention d'un corps plus mince. Vous y trouverez des exemples de réussite en matière de perte de poids grâce au Pilates. Il vous donne également des conseils pour améliorer votre perte de poids tout en pratiquant le Pilates.

Mécanismes d'amaigrissement : dépense calorique, accélération du métabolisme, etc

Le Pilates est connu pour aider à la perte de poids grâce aux différentes méthodes utilisées. Cette technique permet de brûler les graisses et de remodeler le corps.

La première chose à retenir, comme toute activité de fitness, le Pilates stimule l'utilisation de l'énergie et brûle des calories. Même si les séances d'entraînement ne sont pas intenses, la résistance des muscles améliore la dépense énergétique. Le Pilates fait perdre environ 300 à 400 calories par heure selon le type de corps et le niveau de forme physique.

Le Pilates va également plus loin, il stimule le taux métabolique de base. Il s'agit du plus petit nombre de calories brûlées au repos. En sollicitant les fibres musculaires des jambes, des fesses et du ventre, la masse corporelle maigre augmente, ce qui permet de brûler plus d'énergie même en l'absence d'exercice.

Un autre moyen d'action est l'accélération de la lipolyse, c'est-à-dire l'utilisation des graisses par le corps pour produire de l'énergie. Les mouvements continus de Pilates permettent d'utiliser les tissus qui stockent les graisses supplémentaires.

Cet effet brûle-graisse permet également de tonifier les zones à problèmes. En se concentrant sur les muscles du ventre, du dos, des fesses et des jambes, le Pilates tonifie et remodèle les zones sujettes à l'accumulation de graisse. Il permet d'affiner la taille, d'aplatir le ventre et de réduire l'excès de graisse au niveau des cuisses.

Sans aucun doute, la pratique régulière du Pilates associée à un régime alimentaire équilibré pendant plusieurs semaines permet d'obtenir des changements notables sur la balance et dans le miroir. Grâce à son impact profond sur le métabolisme énergétique et la répartition des graisses, ses résultats en matière de perte de poids sont tangibles. Il est donc temps de dérouler les tapis!

Témoignages et exemples de pertes de poids grâce au Pilates

Témoignage 1: Annie, 32 ans, comment retrouver une belle silhouette après une grossesse grâce à la méthode Pilates

« Je suis Annie, une maman de 32 ans avec deux filles de 3 et 5 ans. Avant la maternité, j'entretenais ma forme grâce au fitness et au yoga. Mais après l'accouchement, les contraintes de temps et l'épuisement ont mis un terme à mes séances d'entraînement. Lors de ma deuxième grossesse, j'avais pris 12 kg et j'avais du mal à tout perdre.

Une amie m'a recommandé le Pilates. Au départ, j'ai pensé que ce n'était pas assez intense. Mais j'ai été surprise de constater qu'il sollicitait fortement les abdominaux, les fessiers et les cuisses. J'ai commencé par deux cours par semaine, puis je suis rapidement passée à trois.

En deux mois, j'ai perdu quatre kilos et je me suis sentie plus en forme. Renforcer et tonifier les muscles étirés pendant la grossesse était possible avec le Pilates. Au bout de six mois, j'ai retrouvé mon poids d'avant bébé et je continue à pratiquer le Pilates. C'est une excellente méthode post-grossesse, en effet !

Comme pour beaucoup de mères, perdre les kilos de la grossesse a été difficile après mon premier enfant. J'ai pris 8 kg pendant cette période et je n'ai pas réussi à m'en débarrasser après la naissance. L'épuisement, le manque de sommeil et le manque de temps m'ont empêchée de retrouver mon physique d'antan. Au lieu de cela, je n'ai fait que prendre encore plus de poids au niveau des hanches et du ventre. Lorsque ma deuxième grossesse est arrivée, j'avais 7 kg d'avance. J'ai pris 5 kg supplémentaires. En désespoir de cause, ma bonne amie Elodie, mère de trois enfants et adepte du Pilates, m'a suggéré d'essayer à mon tour. J'ai d'abord rejeté l'idée, car les exercices me semblaient doux. Pourtant, dès la première séance, j'ai senti mes muscles s'engager, surtout au niveau du ventre et des fesses ! Les cuisses et les bras n'étaient pas épargnés non plus, tout en contrôlant ma respiration. J'ai commencé par deux séances hebdomadaires, puis je suis passée à trois. Au bout de deux mois, j'ai perdu 4 kg et j'ai senti mon corps se raffermir. Six mois plus tard, j'avais retrouvé mon poids d'avant la grossesse, mais j'étais désormais plus tonique. Grâce au Pilates, j'ai des abdominaux et des fesses fermes.

Maintenant, je continue le Pilates pour maintenir ma silhouette améliorée après deux grossesses. C'est mon programme de remise en forme préféré après la grossesse. De plus, la respiration et les étirements permettent de se détendre, ce qui est inestimable pour les jeunes mamans très occupées comme moi ! »

Témoignage 2: Retrouver sa ligne, même après 50 ans grâce aux Pilates (Céline, 54 ans)

« Comme de nombreuses femmes, j'ai connu une prise de poids importante suite à ma ménopause, il y a 3 ans de cela. En l'espace de 2 ans, je suis passée de 63 kg à 71 kg. Une augmentation lente mais tenace, malgré mes efforts pour freiner cette évolution. Cette graisse s'est logée principalement au niveau de mon ventre et de mes cuisses, ce qui était assez frustrant.

J'ai essayé plusieurs régimes amincissants, en vain. Certes, je parvenais péniblement à perdre 2 ou 3 kg en me restreignant drastiquement. Mais dès que je relâchais un peu mes efforts ou cédais à quelques écarts alimentaires, les kilos revenaient au galop, avec des effets yoyo très décourageants.

C'est finalement ma fille cadette Eloïse qui m'a conseillé, il y a un an, d'essayer le Pilates. Grande sportive, elle-même adepte de cette méthode, elle était convaincue des résultats possibles à tout âge. Au début, j'étais assez sceptique, pensant que mon corps de quinquagénaire était trop endommagé et peu flexible pour cette discipline douce.

Pourtant, dès les premières séances, j'ai senti que quelque chose se passait. Certes, j'étais assez raide et j'avais du mal à tenir certaines postures. Mais petit à petit, à force de concentration, ma musculature se renforçait et s'assouplissait simultanément. C'était assez bluffant !

En 1 an de pratique assidue du Pilates (2 séances par semaine sans exception), j'ai perdu pas moins de 5 kg. Mais plus encore que la balance, ce sont les changements esthétiques qui m'ont sidérée : j'arborais un ventre plat, des cuisses fuselées et des fesses galbées, comme je n'en avais pas eu depuis la trentaine ! À bientôt 60 ans, je me sentais mieux dans mon corps qu'à 40 ans.

Le Pilates m'a non seulement aidée à perdre du poids, mais aussi à modeler mon corps. Il a stimulé mon énergie, amélioré ma posture et éliminé mon mal de dos tenace.

Maintenant, je fais confiance au Pilates pour me maintenir en forme et conserver mon physique après 50 ans. Je pense que cette méthode douce mais puissante est idéale pour obtenir un corps ferme et élancé à mesure que nous vieillissons. Je ressens son impact chaque jour! »

Témoignage 3 : Perdre 20 kg grâce au programme de Pilates (Antoine, 29 ans)

« Il y a environ un an, j'ai commencé le Pilates. C'est un peu par hasard. Une amie m'a invitée à un cours d'essai dans sa salle de sport. À l'époque, j'étais visiblement en surpoids - 105 kg et je ne mesurais que 1 m 85. Croyez-moi, j'avais essayé les régimes et l'exercice. Rien ne semblait fonctionner. J'avais l'impression d'avoir un défi difficile à relever, et cela avait un impact sur ma santé.

Mais devinez quoi ? Après quelques minutes de Pilates, je me suis réveillée ! Les exercices étaient durs, mais ils n'en avaient pas l'air. Il s'agissait de mouvements lents et concentrés. Le genre de mouvement qui permet de solliciter des parties du corps dont on ne soupçonnait pas l'existence. Une heure plus tard, j'étais épuisé, mais j'étais accro!

Donc, je me suis procuré un appareil de musculation.

Je me suis donc pris un abonnement annuel à cette salle de sport. C'est sûr, mon poids rendait certains mouvements délicats, voire impossibles au début. Heureusement, l'instructrice était incroyable. À chaque fois, elle adaptait les exercices à mes capacités. Cela m'a permis d'avancer, de me motiver et de ne pas me décourager.

J'ai commencé à faire deux séances d'entraînement à l'extérieur de la salle.

Vous savez ce que ça a donné ? Un an plus tard, j'ai perdu 20 kg ! De 105 kg à 85 kg ! Tout cela grâce au Pilates et à une alimentation équilibrée. Mais ce qui m'a le plus étonné, c'est la transformation de mon corps. J'ai perdu les kilos superflus mais j'ai gagné en muscles. Jamais auparavant je n'avais vu mon ventre, mon dos et mes fesses aussi bien dessinés - j'avais des abdominaux.

Je me sens bien aujourd'hui, tant physiquement que mentalement. Le Pilates m'a permis de mieux comprendre mon corps. Il s'agit de se concentrer sur sa respiration et d'être à l'écoute de chaque parcelle de soi. Mon engagement est constant, ce qui m'aide à atteindre mon objectif de 75 kg. Plus que cela, il s'agit de préserver ce nouveau physique dont je suis vraiment fier. »

Conseils pour maximiser les résultats minceur

Vous souhaitez maximiser la perte de poids grâce à la méthode Pilates ? Voici quelques conseils pratiques pour y parvenir.

Pratiquez de façon régulière

Pour obtenir les meilleurs résultats en matière d'amincissement, faites du Pilates une habitude régulière. Visez 3 à 4 séances hebdomadaires. Vous pouvez adapter ce nombre à votre emploi du temps. Souvenez-vous que plus de séances signifient des résultats plus rapides et plus importants.

S'entraîner plusieurs fois par semaine présente deux avantages. Tout d'abord, vous brûlez plus de calories grâce à l'intensité de l'entraînement musculaire. Plus vous vous entraînez sur votre tapis de Pilates, plus votre corps utilise les graisses pour fournir de l'énergie.

Deuxièmement, une pratique régulière du Pilates permet de conserver une masse musculaire élevée, ce qui accélère votre métabolisme de base. Plus vous avez de muscles, plus votre corps brûle de calories au repos. En faisant travailler vos muscles 3 à 4 fois par semaine, vous conservez cette masse musculaire, ce qui stimule votre métabolisme.

Il est tout à fait possible d'adapter ce plan suggéré à votre vie, à vos souhaits et à vos capacités. Il est essentiel de trouver une routine que vous aimez et que vous pouvez suivre. Des séances d'entraînement régulières et constantes permettent en fin de compte de brûler les graisses stockées et de modeler progressivement votre silhouette.

Complétez vos séances avec les activités cardio-vasculaires

Essayez d'ajouter des activités telles que des promenades rapides, des randonnées à vélo ou de la natation à votre programme Pilates habituel. Cette combinaison permet de brûler plus de calories en augmentant la quantité d'énergie que vous utilisez.

La méthode Pilates est excellente pour travailler les muscles en profondeur, tonifier votre corps et améliorer votre posture. Mais si vous voulez perdre du poids plus rapidement, associez-la à des activités cardio. Cela accélère votre rythme cardiaque et utilise les réserves de graisse de votre corps.

Voyez, le Pilates fonctionne à un rythme modéré. Ce n'est pas comme la course à pied, le vélo ou la natation. Ces exercices poussent votre corps plus fort. Votre cœur bat plus vite. Vous respirez fort. Votre corps utilise rapidement les graisses comme source d'énergie.

Alors, associez votre programme Pilates à 2 ou 3 séances de cardio par semaine. Cela augmente votre perte de calories et rend la combustion des graisses plus efficace.

Allez-y doucement lorsque vous commencez à faire du cardio supplémentaire. Écoutez votre corps. Restez cohérent et appréciez le processus. Cet équilibre entre le cardio et la musculation vous aidera à perdre du poids plus rapidement.

L'importance de l'hydratation

Rester hydraté est essentiel pour un bon plan de perte de poids. Essayez de boire environ 1,5 litre d'eau par jour pour obtenir les meilleurs résultats. S'hydrater efficacement n'est pas seulement bon pour la santé, mais aide aussi à éliminer les toxines et à réduire la rétention d'eau, qui peut causer des capitons indésirables.

L'eau agit comme un nettoyant naturel et aide à se débarrasser des déchets par l'urine. Boire une quantité suffisante d'eau améliore le fonctionnement des reins et aide l'organisme à se purifier intensément. En outre, l'eau lutte contre la cellulite en stimulant le flux sanguin et lymphatique dans les cellules adipeuses. Ainsi, en veillant à boire suffisamment d'eau chaque jour, vous permettez à votre corps d'éliminer les toxines, de dissoudre les graisses et de lutter contre la rétention d'eau. Le résultat ? Une peau plus lisse et une apparence plus tonique ! L'eau est un partenaire essentiel, mais souvent négligé, dans votre parcours de perte de poids.

Alimentez-vous de façon équilibrée

Ce que vous mangez est essentiel dans un programme de perte de poids. Il n'est pas nécessaire de s'affamer, mais le contrôle des calories quotidiennes peut aider à perdre du poids. Évitez autant que possible les aliments gras, sucrés ou riches en calories. Privilégiez les fruits, les légumes, les céréales complètes, les noix et les protéines maigres comme les œufs, le poulet, le poisson, les haricots ou le tofu. Ces aliments contiennent des nutriments bénéfiques pour la santé et sont peu caloriques. Ils apaisent votre faim sans ajouter de graisse.

Les protéines maigres sont bonnes avec modération, contrairement aux idées reçues, elles ne font pas grossir. Elles sont indispensables pour conserver vos muscles lorsque vous mangez moins pour perdre du poids.

Lorsque vous brûlez des graisses, vous risquez aussi de perdre des muscles. Mais plus de muscles signifie plus de métabolisme ! Les protéines aident à conserver vos muscles, qui brûlent plus de calories.

Ainsi, en choisissant ces aliments rassasiants et riches en nutriments, vous ferez les réglages parfaits pour perdre vos kilos superflus tout en restant en bonne santé. L'alimentation est le facteur principal de toute méthode d'amaigrissement réussie et durable !

Respectez les temps de repos

Dans vos cours de Pilates, veillez à prendre les bonnes pauses. En général, il s'agit de 30 secondes à une minute entre les séries d'exercices.

Pourquoi ? Pour maintenir votre rythme cardiaque à un niveau élevé, et pas seulement pendant que vous vous entraînez. C'est ce retour rapide qui vous permet de brûler le plus de calories. Vous voulez tirer le meilleur parti de votre entraînement, n'est-ce pas ?

Donc, lorsque vous ne prenez pas de longues pauses, votre cœur continue de battre à toute allure. Il peut atteindre 120 à 140 battements par minute, selon l'âge. Si votre corps fonctionne ainsi, vous brûlerez les graisses encore plus rapidement.

L'essoufflement n'est pas une bonne excuse pour faire une longue pause ! Votre entraîneur sait ce qui est le mieux. Suivez ses conseils. Maintenez un rythme cardiaque élevé et brûlez des calories. Ainsi, vos cours de Pilates vous aideront à mincir encore plus.

N'hésitez pas à utiliser des accessoires pour augmenter l'intensité

La méthode Pilates présente de nombreux avantages. L'un d'entre eux est la possibilité d'intensifier l'entraînement à l'aide d'outils spécifiques. Les cercles magiques, les bandes de résistance et les poids miniatures sont des outils courants pour un adepte chevronné du Pilates.

Ces outils rendent les mouvements traditionnels plus délicats. Ils font travailler vos muscles plus intensément, ce qui rend votre séance d'entraînement plus difficile. En termes simples, ils ajoutent une résistance supplémentaire à vos positions Pilates habituelles. Cette résistance supplémentaire fait travailler les muscles ciblés et stimule votre cardio.

Résultats ? Plus de calories brûlées, pendant et après l'entraînement. Les muscles qui travaillent dur ont besoin de plus de puissance pour récupérer. Cet effet de " postcombustion " supplémentaire, même au repos, stimule la combustion des graisses.

Si vous utilisez ces outils de résistance à bon escient, vous pouvez transformer votre séance de Pilates habituelle en un entraînement intense de combustion des graisses. Mais assurez-vous de maîtriser les positions avant d'ajouter des défis supplémentaires. Et soyez toujours à l'écoute : n'oubliez pas que l'essentiel est de pousser sans se blesser.

Fixez-vous des objectifs pour vous motiver

La motivation est la clé de la réussite d'une perte de poids sur une période donnée. Pour rester motivé au quotidien, je vous suggère de vous fixer des objectifs clairs et intermittents et de marquer chaque étape franchie.

Par exemple, vous pourriez viser à perdre 5 kg en 3 mois grâce à une pratique régulière du Pilates et à une alimentation équilibrée. Divisez cet objectif principal en objectifs plus petits, chacun ayant la même importance. Perdez les deux premiers kilos en un mois, 4 kg le deuxième mois, et ainsi de suite.

Célébrez chaque objectif atteint en vous faisant plaisir : un massage, une virée shopping ou un repas entre amis. Ces moments de récompense agissent comme des motivateurs positifs et renforcent votre motivation pour les réalisations à venir !

La fixation d'objectifs intermittents palpables aide à maintenir la motivation. Les célébrations régulières reconnaissent votre travail et vous poussent à continuer. Pas à pas, vous atteindrez votre objectif ultime de perte de poids !

N'oubliez pas de vous fixer des mini-défis et de récompenser chaque réussite. Associez cette approche à une pratique régulière du Pilates et à un régime alimentaire équilibré, et vous serez sur la bonne voie !

Chapitre 3 : Le programme de 28 jours, pas à pas

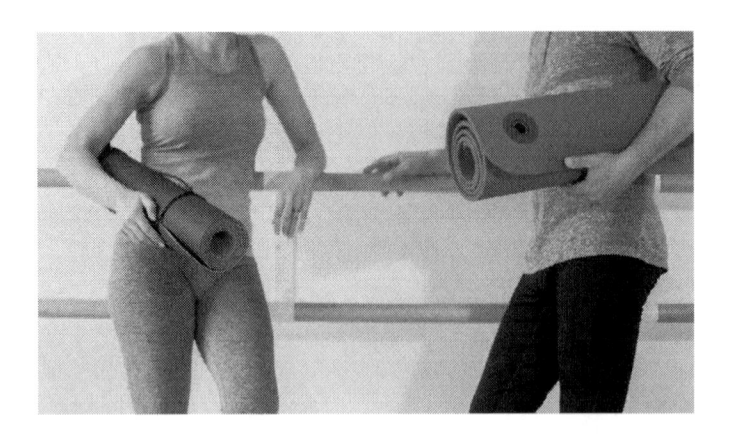

Voici un programme de Pilates en 28 jours, adapté à 3 tranches d'âge différentes : 20 à 35 ans, 36 à 55 ans, 55 ans et plus.

Le guide simple d'une séance d'entraînement Pilates de 25 minutes pour les personnes âgées de 20 à 35 ans.

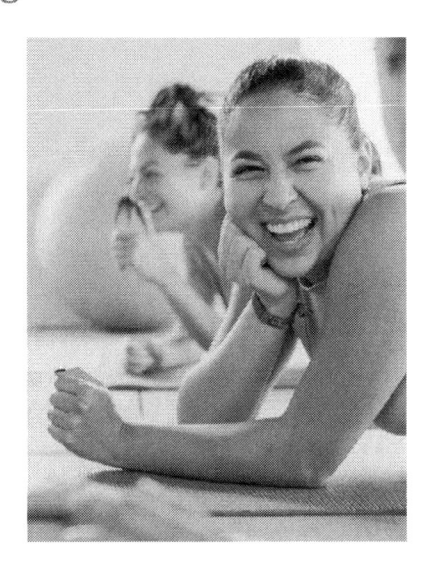

Un programme énergique, se concentrant sur une partie du corps différente chaque jour. L'intensité est moyenne à élevée, pour modeler et définir le corps.

Jour 1 : Échauffement + Renforcement des abdos et des fessiers (Durée 10 + 15 minutes)

La séance commence par un échauffement (10 min) et se termine par 15 minutes de renforcement des abdominaux et des fessiers. Il s'agit d'une séance d'échauffement complet.

Voici les exercices d'échauffement :

1. Marche rapide avec les genoux hauts pour faire circuler le sang (2 min)
2. Mouvement (rotation) lent de la tête de droite à gauche (1 min)
3. Mouvement (rotation) circulaire des épaules (1 min)
4. Rotation du bassin vers la droite et la gauche et mouvements circulaires (2 min)
5. Squats : écartez les jambes comme les hanches et accroupissez-vous en pliant les genoux (1 min)

6. Étirement : Étendre un bras après l'autre vers le ciel, faire de même avec chaque jambe (2 min)
7. Planche : gardez les bras et le corps tendus, contractez les abdominaux (1 min)

Vient ensuite le renforcement des abdominaux et des fessiers (15 min) :

1. Ponts : soulevez les hanches en serrant les fessiers et les abdominaux (3x10)
2. Ciseaux : sur le dos, levez le haut du corps et les jambes à 45°, déplacez les jambes d'avant en arrière (3x10)
3. Legg lift (jambes relevées) : en position couchée, lever et abaisser les jambes (3x10)
4. Superman : face au sol, soulever le haut du corps, les bras et les jambes ensemble (3x10)
5. Fentes avant : fléchir la jambe avant à 90°, incliner les hanches vers le sol (3x10 chaque jambe).

Jour 2 : Tonification des jambes et des fesses (Durée : 20 minutes)

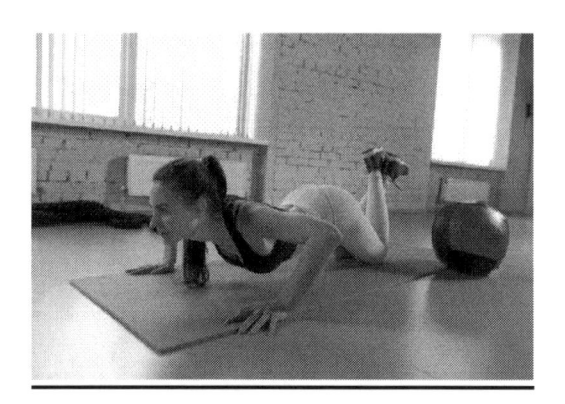

Voici un récapitulatif simple des exercices de **tonification des jambes et des fesses** pour le deuxième jour :

Tout d'abord, des squats sumo (4 min) : Debout, les jambes écartées, les orteils pointés vers l'extérieur. Pliez les genoux, en poussant les fesses vers l'arrière, jusqu'à ce que vos cuisses soient à plat. Remontez en serrant les fesses et l'intérieur des cuisses. Faites cet exercice 10 fois, trois fois de suite.

Passez ensuite aux élévations de jambes (4 min) : Allongez-vous sur le dos et tendez les jambes. Soulevez et abaissez vos jambes, en expirant lorsque vous résistez. Le bas du dos reste au sol. Là encore, faites trois séries de 10.

Puis, c'est le moment de passer aux ponts unilatéraux (4 min) : Toujours sur le dos, un pied reste au sol, pliez une jambe. Soulevez vos hanches avec la jambe pliée, l'autre jambe suivra. N'oubliez pas de travailler des deux côtés.

Retour à la position debout pour les grands écarts (4 min). Tenez-vous debout, un pied sur le l'autre pied derrière vous au sol. Abaissez vos hanches vers l'avant, en gardant le dos droit pour étirer l'arrière des cuisses. Faites 10 secondes, trois fois pour chaque jambe.

Enfin, les fentes arrière (4 min) : Reculez votre jambe droite et descendez votre genou gauche vers le sol pour cibler le muscle principal du fessier et l'arrière de la cuisse. Alternez avec l'autre jambe. Là encore, faites trois séries de 10 pour chaque côté.

Jour 3 : Étirement du dos et des épaules (Durée : 15 minutes)

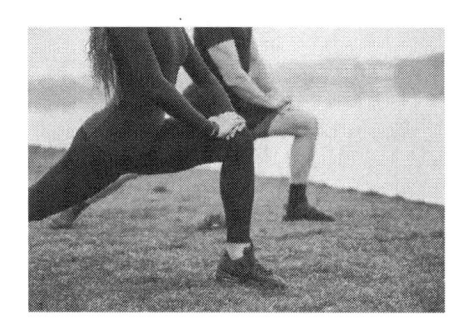

Voici un plan simple et détaillé pour l'étirement du dos et des épaules du 3e jour.

Partie 1 : Étirements du dos avec flexion vers l'avant (5 min) : Tenez-vous debout, penchez votre corps vers l'avant à partir de la taille, les bras lâches. Gardez les jambes légèrement fléchies. Inspirez et expirez tout en abaissant votre poitrine près du sol pour étirer votre dos.

Partie 2 : Étirements des épaules, un bras à la fois (5 min) Déplacez votre bras droit sur votre poitrine, paume vers l'extérieur. Avec votre main gauche, tirez légèrement votre coude droit vers la gauche. Inspirez, expirez et approfondissez l'étirement.

Partie 3 : Rotations des épaules avec un bâton (5 min) Saisissez un bâton derrière votre dos et étirez vos bras. L'objectif est de faire un mouvement simple et facile pour aider à assouplir les articulations de votre dos et de vos épaules.

Ces zones sont très sollicitées dans la vie de tous les jours. Des mouvements lents et contrôlés sont le meilleur moyen d'obtenir une souplesse en douceur.

Jour 4 : Pilates Cardio Dynamique (Durée 25 minutes)

Voyons le programme d'une routine Pilates Cardio Dynamique de 25 minutes au jour 4

L'étape 1 consiste à s'échauffer pendant 5 minutes.

1. Démarrez en marchant sur place, en levant les genoux.
2. Puis, faites une rotation du bassin.
3. Et faites des squats.

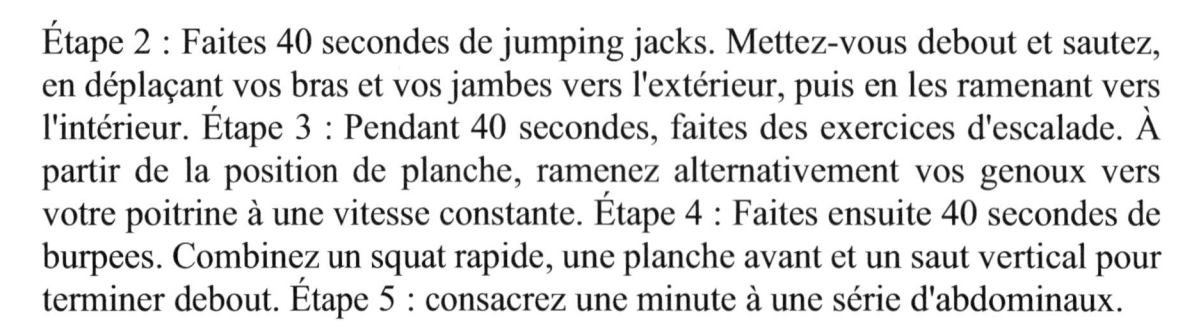

Étape 2 : Faites 40 secondes de jumping jacks. Mettez-vous debout et sautez, en déplaçant vos bras et vos jambes vers l'extérieur, puis en les ramenant vers l'intérieur. Étape 3 : Pendant 40 secondes, faites des exercices d'escalade. À partir de la position de planche, ramenez alternativement vos genoux vers votre poitrine à une vitesse constante. Étape 4 : Faites ensuite 40 secondes de burpees. Combinez un squat rapide, une planche avant et un saut vertical pour terminer debout. Étape 5 : consacrez une minute à une série d'abdominaux.

- Optez pour les ciseaux, les levées de jambes et les abdominaux.

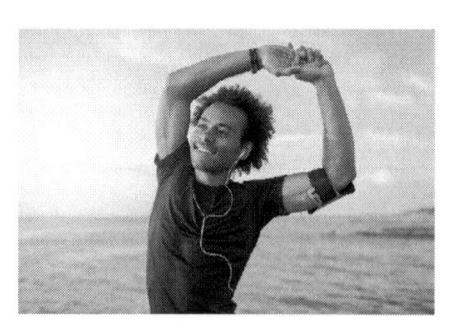

Étape 6 : prenez une minute et demie pour récupérer. Marchez sur place et étirez-vous. Selon votre niveau de forme physique, répétez ce circuit cardio 3 à 5 fois. Ajustez la durée de chaque exercice selon vos besoins. Terminez par 5 minutes d'exercices d'étirement. L'objectif principal est d'alterner les exercices de cardio à haute intensité et les exercices de musculation. Cela vous permettra de brûler un maximum de calories et de tonifier votre corps.

Jour 5 : Renforcement des bras et des pectoraux (Durée : 15 minutes)

Voici un guide rapide pour une séance d'entraînement de 15 minutes pour les bras et la poitrine pour le jour 5:

Tout d'abord, faites des pompes pendant 5 minutes. Placez vos mains à plat sur le sol, plus larges que vos épaules. Tendez les jambes et tenez-vous en équilibre sur la pointe des pieds. Descendez votre corps vers le sol, tout en gardant le dos droit. Poussez ensuite votre poitrine vers le haut. Vous devez faire cet exercice 10 à 15 fois en trois séries.

Ensuite, passez 5 minutes à faire des pressions avec des haltères sur le banc. Allongé sur le dos, tenez les haltères au niveau de la poitrine. Levez les bras vers le plafond, sans tendre complètement les coudes. Ramenez les haltères de chaque côté de votre poitrine. Réalisez cet exercice 10 fois en trois séries.

Enfin, consacrez 5 minutes aux tractions avec haltères. Accrochez-vous à l'haltère en utilisant une prise large, les paumes tournées vers vous. Utilisez la force de vos bras pour rapprocher votre poitrine de la barre. Descendez calmement. Réalisez cet exercice 8 à 10 fois en trois séries.

L'objectif est de renforcer les muscles des bras, des épaules et de la poitrine. Pour ce faire, vous utiliserez le poids de votre propre corps et des haltères.

Jour 6 : Se reposer

Il s'agit essentiellement d'une journée sans exercices de Pilates. Les jours de repos sont aussi importants que les séances d'entraînement dans un programme sportif, ils vous permettent de :

1. Donner à votre corps et à vos muscles le temps de récupérer après des journées éprouvantes. Le repos permet aux muscles de guérir ces dommages microscopiques et de devenir plus forts.
2. Détendre votre système nerveux et votre cœur, qui travaillent dur pendant ces journées actives. Votre cœur et vos poumons peuvent profiter de cette pause.
3. Prévenir les courbatures, les blessures et l'usure - les résultats d'un excès sans prendre le temps de récupérer.
4. Rafraîchir votre esprit et stimuler votre motivation pour les séances d'entraînement à venir.

Donc, les jours de repos, vous ne faites rien du tout sur le plan de l'activité physique ! Vous ne faites pas d'exercices, vous vous détendez, vous soignez vos muscles fatigués et vous vous reposez. Lorsqu'un nouveau jour arrivera, vous serez prêt à reprendre votre routine, avec plus d'enthousiasme et d'énergie grâce à cette pause bien méritée.

Jour 7 : Exercices pour les abdominaux ou muscles centraux (Durée : 20 minutes)

Voici le programme Pilates de 20 minutes axé sur les muscles centraux recommandé pour le jour 7 :

Commencez par " Les 100 " pendant 5 minutes en position allongée, genoux pliés. Battez doucement les jambes en conservant un rythme régulier. Respirez profondément.

Ensuite, prenez 4 minutes pour l'exercice "Ciseaux". Vous serez allongé, vous soulèverez la tête et les épaules et vous maintiendrez les jambes à 45°.

Ensuite, consacrez 3 minutes au "soulèvement du bassin". Avec les hanches surélevées, restez stable et prenez 10 respirations profondes pour engager vos muscles abdominaux profonds.

Puis, 3 minutes de "rotation de la colonne vertébrale" en position assise. Tournez le haut de votre corps, d'abord vers la gauche, puis vers la droite, en expirant à chaque fois.

Enfin, tenez une "planche latérale" pendant 5 minutes. Mettez-vous sur le côté et prenez appui sur votre avant-bras et le côté de votre pied. N'oubliez pas de changer de côté. Cette stratégie fera travailler efficacement toutes les parties de votre abdomen en les soumettant à des exercices puissants et cohérents, combinés à une respiration profonde.

Jour 8 : Étirement des hanches et des jambes (Durée : 25 minutes)

Le programme du 8e jour consiste en une séance de 25 minutes d'étirements des jambes et des hanches. Voici un aperçu de ce à quoi elle pourrait ressembler :

Pensez aux exercices de flexibilité. L'objectif ? Assouplir les muscles des membres inférieurs, élargir les mouvements des hanches et du bassin, et soulager les tensions.

Comment ? Grâce à différentes postures de yoga et à des étirements spécifiques. Quels muscles ? Les ischio-jambiers, les quadriceps, les adducteurs, les fessiers, pour n'en citer que quelques-uns.

Chaque posture ? C'est un investissement de 20 à 30 secondes. Associez-les à des respirations profondes et à de légers changements d'orientation pour détendre la zone concernée.

Ces étirements actifs légers contribuent à la prévention des blessures. Ils réduisent la tension musculaire et les courbatures, vous préparant ainsi à des séances plus difficiles.

Jour 9 : Exercices d'équilibre en restant debout (Durée : 15 minutes)

Voici un plan d'exercices Pilates axés sur l'amélioration de l'équilibre en position debout. Faites-le le 9e jour pendant 15 minutes.

Étape 1 : Faites des fentes avant avec rotation pendant 5 minutes. Debout, faites une fente vers l'avant, le genou arrière près du sol. Tournez votre corps de gauche à droite. Ensuite, remontez. Changez de jambe après.

Étape 2 : Tenez-vous sur une jambe pendant 5 minutes. Gardez les bras baissés. Levez une jambe en pliant le genou à 90°. Maintenez la position sans bouger les hanches, puis changez de jambe.

Étape 3 : Essayez le déséquilibre talon-pointe pendant 5 minutes. Tenez-vous debout, un pied un peu à l'écart de l'autre, d'abord sur la pointe des pieds, puis sur le talon.

L'objectif est d'améliorer l'équilibre en renforçant les muscles qui vous maintiennent stable. Vous mettrez à l'épreuve vos réflexes et votre sens de la position.

Jour 10 : Cardio et brûle-graisses (Durée : 25 minutes)

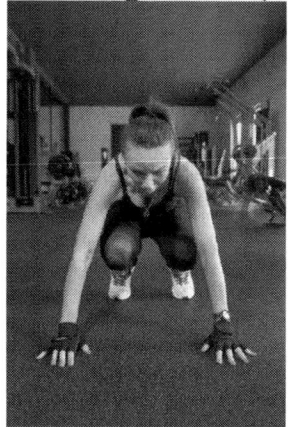

Voici une idée pour la séance d'entraînement cardio "25 minutes pour brûler les graisses" du 10e jour de notre programme. Cet entraînement vif et énergique vise à accélérer votre rythme cardiaque, à brûler les graisses et à vous faire mincir. Commencez par un échauffement de 5 minutes : marche, rotation, squat. Ensuite, préparez-vous à l'événement principal : des exercices cardio par intervalles pendant 15 à 20 minutes. Voici ce qui vous attend :

- ✓ *Burpees* : un enchaînement rapide de flexions, de poussées et d'envolées vers le haut. Il fait travailler tout le corps.
- ✓ *Escalade de montagne (Mountain climbers)* : à partir d'une position de planche, vos genoux montent à tour de rôle jusqu'à votre poitrine, de façon régulière. Excellent pour les abdominaux.
- ✓ *Sauts d'obstacles ou jumping jacks* : un saut qui écarte les membres, puis les ramène, ce qui stimule le rythme cardiaque.
- ✓ *Planche dynamique* : un retournement rapide de la planche normale à la planche de côté. Cela favorise les muscles de l'équilibre.
- ✓ *Sprints ponctuels ou accélérations ponctuelles* : courir sur place avec les genoux hauts pendant 30 secondes. Bon entraînement cardio.
- ✓ *Corde à sauter* : un exercice de saut à la corde classique et rapide.

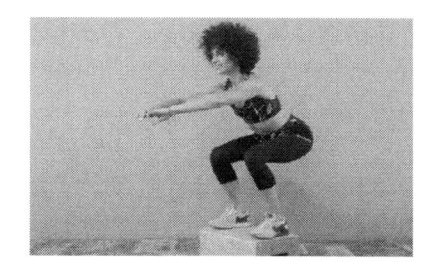

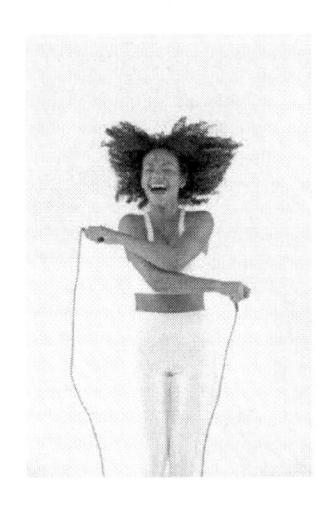

Remarque : L'objectif est de faire ces exercices difficiles en rafales rapides pour augmenter l'utilisation de l'énergie et la vitesse du cœur.

Entre chaque série, vous disposez d'une minute pour reprendre votre souffle, marcher et vous étirer. Essayez de garder un rythme rapide, en sollicitant tout votre corps, pour faire battre votre cœur et brûler des calories. Après la séance d'entraînement, passez 5 minutes à vous étirer et à vous calmer. Vous avez terminé ! Vous êtes en sueur et vous avez fait un pas de plus vers la combustion des graisses.

Jour 11 : Renforcement du grand dorsal et des fessiers (Durée : 20 minutes)

Le 11e jour du programme est dédié à une séance d'entraînement de 20 minutes axée sur le renforcement des fessiers et des lombaires.

Étape 1 : Commencez par des tractions à la barre pendant 5 minutes. Prenez une barre de traction et alignez vos paumes vers vous. Tirez jusqu'à ce que votre poitrine soit près de la barre. Une victoire pour les muscles du dos.

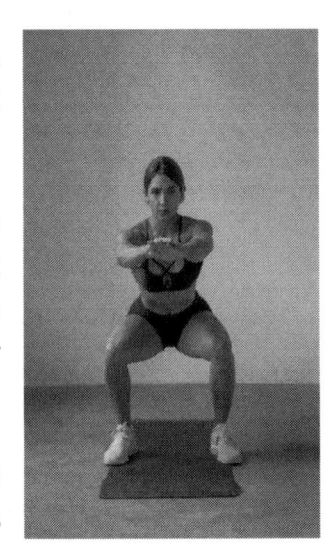

Étape 2 : Ensuite, nous avons les soulevés de terre (Deadlifts) pendant 5 minutes. Allongez-vous, les jambes tendues. Soulevez-les et abaissez-les avec puissance. Cela fera travailler vos fessiers.

Étape 3 : Le superman est le suivant pendant 5 minutes. Vous vous allongez sur le ventre. Ensuite, soulevez vos jambes, vos bras et votre poitrine en une seule fois.

Étape 4 : Les Sumo squats sont les derniers pendant 5 minutes. Écartez les jambes et les pieds. Abaissez vos fesses jusqu'à ce que vos cuisses soient alignées avec le sol. Cet exercice renforce l'intérieur des cuisses et les fessiers ! L'objectif ? Travailler à la fois les lats (dos) et les fessiers pour renforcer l'ensemble du corps.

Jour 12 : Travail d'étirements (bras et jambes), durée : 25 minutes

Voici le programme de 25 minutes d'étirements des jambes et des bras pour le 12e jour :

1. Débutez par 5 minutes de torsions légères pour mettre les muscles en action : 5 minutes de torsions et d'étirements légers pour stimuler vos muscles et vos articulations.
2. Étirement des ischio-jambiers : Passez 10 minutes à faire diverses poses de yoga et des étirements actifs pour assouplir les muscles de vos cuisses. Essayez la position du papillon assis, la position debout avec le pied sur le banc ou la fente avant.
3. Étirement des quadriceps : Consacrez 5 minutes aux exercices pour les cuisses. Essayez la pose du guerrier 1 ou faites un squat debout ou au sol.
4. Étirement des bras et des épaules : Utilisez un bâton, faites des tractions légères ou des mouvements de rotation des bras pendant 5 minutes pour soulager vos bras et vos épaules.

Le but de cet exercice ? Assouplir les muscles de vos jambes et de vos bras, libérer vos articulations, améliorer l'amplitude de vos mouvements et éviter les douleurs musculaires. Le tout, calmement, dans un esprit de détente.

Jour 13 : Abdos hypopressifs (Durée : 15 minutes)

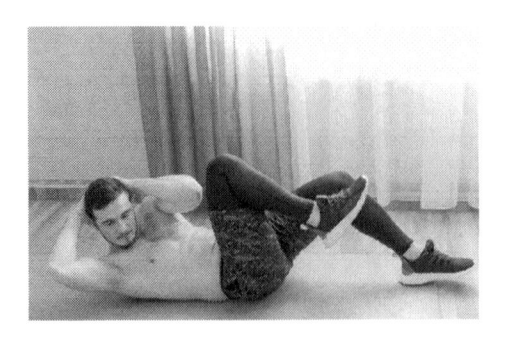

Les abdominaux hypopressifs sont un type d'entraînement ciblant les muscles profonds du ventre. Le 13e jour, au cours de notre séance de 15 minutes, nous contrôlerons notre respiration et ferons des contractions abdominales ciblées pour :

1. Renforcer le muscle transverse de l'abdomen, le muscle profond du ventre
2. Serrer le périnée
3. Améliorer votre posture
4. Assurer un ventre mince et plat

À la différence des abdominaux classiques de type crunch, les hypopressifs n'affectent pas le muscle grand droit de l'abdomen. Cet exercice statique à faible impact, impliquant des poses maintenues et une respiration contrôlée, permet de travailler les abdominaux en profondeur sans écraser les organes. L'objectif de cette séance est de raffermir les abdominaux plus que superficiellement, pour une planéité durable.

Jour 14 : Pilates cardio (Durée : 25 minutes)

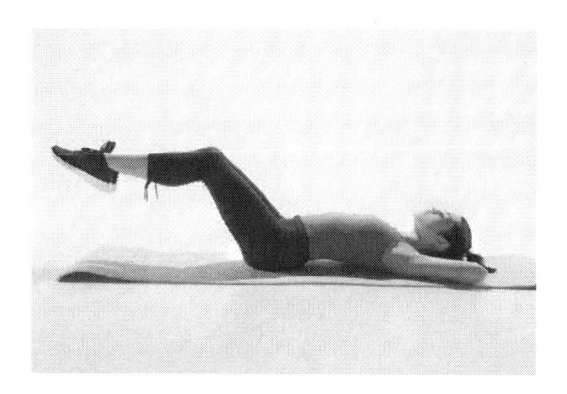

Une séance de cardio Pilates de 25 minutes est prévue pour le 14e jour :

Voici le plan : Mélanger des exercices de type Pilates avec des rythmes rapides pour faire battre le cœur et brûler des calories.

Vous allez passer 25 minutes à mélanger un travail musculaire intense - en mettant l'accent sur les abdominaux, les fessiers et les cuisses - avec un cardio qui fait battre le cœur pour garder l'intensité.

Comment procéder ? D'abord, en commençant par un échauffement de 5 minutes, puis une rafale de burpees, de mountain climbers et de jumping jacks pendant 10 minutes, mélangés à des ciseaux abdominaux et à des élévations du bassin.

Ensuite, 5 minutes de squats réguliers, de fentes avant et de levées de jambes sur le réformateur Pilates. Vous terminerez par 5 minutes d'étirements pour nous rafraîchir.

Il s'agit de fusionner les exercices cardio et musculaires en une seule séance pour brûler des calories et modeler votre corps !

Jour 15 : Renforcement musculaire avec l'utilisation d'haltères (Durée : 15 minutes)

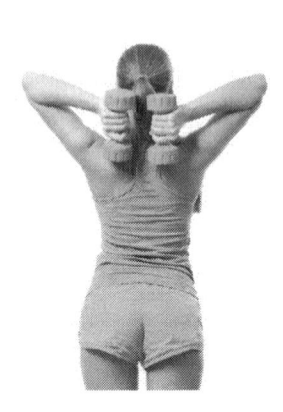

Vous êtes prêt pour la séance d'entraînement "Haltères - Renforcement" du jour 15 ? Cette fois-ci, vous utiliserez des haltères pour faire travailler nos muscles pendant la méthode Pilates.

Ces accessoires augmentent l'efficacité des exercices Pilates habituels. Ils ajoutent de la résistance, rendant les exercices plus difficiles et plus efficaces pour développer et modeler les muscles.

L'entrainement se concentrera davantage sur les bras, les épaules, les abdominaux, les fesses et les jambes au cours de notre séance d'entraînement de 15 minutes.

Essayez des exercices comme les levées de hanches avec des poids, les torsions de la poitrine avec des poids dans les mains, et bien d'autres encore.

Objectifs : renforcer les effets raffermissants des poids libres et revitaliser notre entraînement Pilates. Nous ferons travailler nos muscles d'une toute nouvelle façon pour remodeler notre corps.

Jour 16 : Reposez-vous

Si vous faites du Pilates tous les jours depuis 15 jours, votre corps travaille beaucoup. Il est bon de prendre un jour de repos, sans exercice du tout.

Cette journée permet à votre corps et à votre cerveau de se détendre. Le Pilates fait travailler vos muscles, vos tendons et vos articulations de manière intensive. Une petite pause leur permet de récupérer et de se renforcer.

C'est également bon pour votre cœur et vos poumons. Sur le plan mental, cette journée peut vous aider à retrouver votre motivation pour les séances de Pilates à venir.

En somme, ce jour de repos est crucial ! Il vous permet d'être en pleine forme, corps et esprit, prêt à relever les prochains défis de la méthode Pilates !

Jour 17 : Abdos-gainage (Durée : 20 minutes)

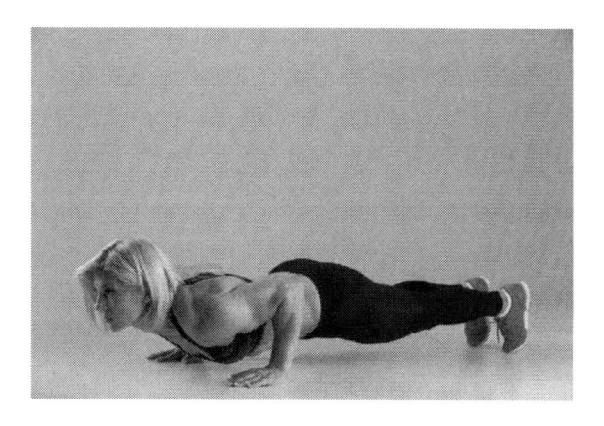

Prêt pour le plan "Abdos-gainage" de 20 minutes du 17e jour ? Il s'agit de renforcer vos abdominaux à l'aide de mouvements de gainage, qui sont des prises stables."

Il s'agit de 20 à 60 secondes de prises d'abdominaux complètes. Pensez à la planche avant, à la planche latérale et ainsi de suite.

Le but ? Renforcer le muscle transverse de l'abdomen. Il se trouve en dessous, maintient vos organes et vous aide à vous tenir debout.

En outre, cet entraînement fait travailler les muscles obliques internes et externes qui dessinent votre taille. De plus, il fait travailler les muscles du dos ou des fesses en fonction de vos poses.

Cette prise d'abdominaux, ainsi que les exercices d'abdominaux plus dynamiques d'autrefois, pourraient vraiment vous aider à obtenir un ventre plat et un dos solide.

Jour 18 : Pilates avec élastiques (25 minutes)

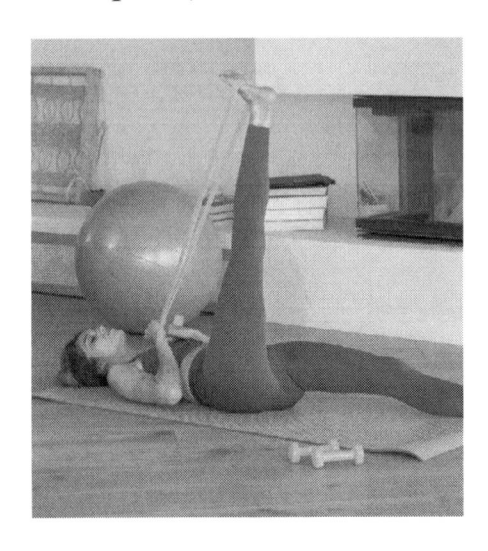

La séance de "Pilates avec bandes élastiques" du 18 jour, implique un travail musculaire encore plus profond grâce à l'utilisation de bandes élastiques.

Comment ces bandes fonctionnent-elles ? C'est simple, elles déclenchent une tension supplémentaire pour les positions classiques de Pilates, créant ainsi un entraînement plus stimulant et plus tonique pour les muscles.

Les bandes peuvent être placées à n'importe quel endroit en fonction des muscles sur lesquels vous vous concentrez - sous vos pieds, entre vos genoux ou enroulées autour de vos cuisses ou de vos chevilles.

Si vous faites des levées de jambes, par exemple, placez une bande autour de vos chevilles pour vous concentrer davantage sur vos abdominaux. Le plus intéressant avec ces bandes, c'est que la résistance s'adapte à l'amplitude du mouvement - plus vous allongez la bande, plus vous ressentez de la tension.

Ce cours de 25 minutes vise à rendre le Pilates plus dynamique en se concentrant sur divers groupes musculaires, des abdominaux aux cuisses, en passant par les bras, le dos et les fessiers, tout en préservant les articulations grâce aux bandes. Ces mouvements lents et contrôlés ménagent les articulations, ce qui en fait un excellent complément à votre programme Pilates habituel pour un physique tonique.

Jour 19 : Cardio brûle-graisses (Durée : 25 minutes)

Pour le 19e jour, ce sera une séance de 25 minutes de "cardio brûleur de graisse" au programme :

Nous avons mis en place une séance vivante et énergique. Il s'agit de faire battre votre cœur et de dépenser des calories. Nous allons nous attaquer à vos réserves de graisse.Commencez par un échauffement de 5 minutes. Un peu de marche, de balancement et de squats pour vous mettre en mouvement. Ensuite, environ 15 à 20 minutes de HIIT (High Intensity Interval Training). Il s'agit d'exercices rapides et très intenses (20 à 40 secondes), entrecoupés de périodes de récupération (30 secondes de marche).

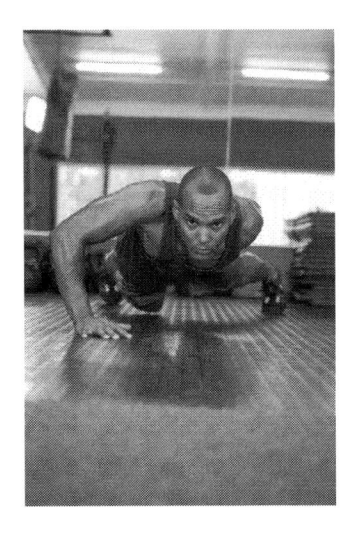

Vous pouvez faire des burpees, des jumping jacks, des mountain climbers, courir sur place, sauter à la corde ou même lever les genoux. Notre objectif est d'accélérer le métabolisme et de brûler les graisses. Nous maintenons l'intensité du cardio à un niveau élevé, de sorte que votre corps doit utiliser les graisses pour donner de l'énergie à votre séance d'entraînement. Vous serez trempé, mais la graisse sera en train de sortir!

Pour terminer, faites quelques étirements et nous nous refroidirons pendant 5 minutes. Votre corps va transpirer les graisses !

Terminez par des étirements et 5 minutes de retour au calme. La sueur coulera, brûlant les graisses !

Jour 20 : Renforcement des cuisses, abdos et fessiers (Durée : 20 minutes)

Le plan du jour 20 (20 min) comprend une séance détaillée visant à renforcer vos cuisses, vos fessiers et vos abdominaux. Cette séance utilise des exercices particuliers pour cibler ces zones du bas du corps.

Pour les cuisses :

1. L'intérieur et l'extérieur des cuisses sont sollicités par des squats et des sumos squats (pieds écartés).
2. Les quadriceps sont sollicités par des extensions de jambes.
3. Les ponts unilatéraux visent à renforcer chaque cuisse individuellement.

Pour les fessiers :

1. Les ponts traditionnels pour les fessiers et les abdominaux entrent en jeu.

Pour vos abdominaux :

1. Exécuter des ciseaux avec les jambes tendues.

Vous effectuerez 3-4 exercices par zone et les combinerons avec des respirations profondes. Attendez-vous à travailler dans diverses positions -

assis, debout ou couché, même à quatre pattes. Ces exercices dynamiques et vigoureux visent à redéfinir ces zones vitales.

Jour 21 : Exercice d'assouplissements (haut du corps), durée : 15 minutes

Comment se déroulera ce plan pour les 15 minutes d'étirement du haut du corps du 21e jour ?

Nous nous concentrerons sur le relâchement des tensions dans la partie supérieure de votre corps, en particulier le dos, les épaules et le cou, en utilisant différents étirements. Voici comment nous allons procéder :

Pour le dos :

1. Nous commencerons par des flexions avant. Vous roulerez vos épaules et laisserez vos bras pendre pour étirer votre dos.
2. Ensuite, nous tordrons le torse avec les jambes écartées pour engager la colonne vertébrale, la mobilisant par le mouvement.

Nous ferons des rotations des bras, vers l'avant et vers l'arrière, bras tendus, pour soulager les articulations. Nous tirerons ensuite doucement un bras de l'autre côté, puis l'autre bras, en les étirant individuellement. Nous inclinons doucement la tête sur le côté, ce qui soulage le cou. Nous tournons la tête, d'un côté puis de l'autre, tout en appliquant une légère résistance avec notre main. Le but est simple.

Jour 22 : Travail d'équilibre et de proprioception (Durée 15 minutes)

Cette séance dure 15 minutes, et est axée sur le thème de l'équilibre et de la proprioception pour le jour 22. L'objectif ? Améliorer notre perception de l'espace corporel. Comment ? En faisant des exercices qui nous déstabilisent. Voici quelques exemples :

1. Effectuer une fente dynamique vers l'avant mais avec une torsion du corps. Cela permet de tester les muscles de maintien en place.

2. Essayer de marcher talon à talon sur une poutre au sol. C'est bon pour les chevilles et pour l'équilibre.
3. Que diriez-vous d'une planche unilatérale avec l'autre jambe et le bras opposé en l'air ? Une planche, mais plus intense et secouée.
4. Tenez-vous sur un pied, les yeux fermés, et restez le plus longtemps possible sans mouvement du bassin.

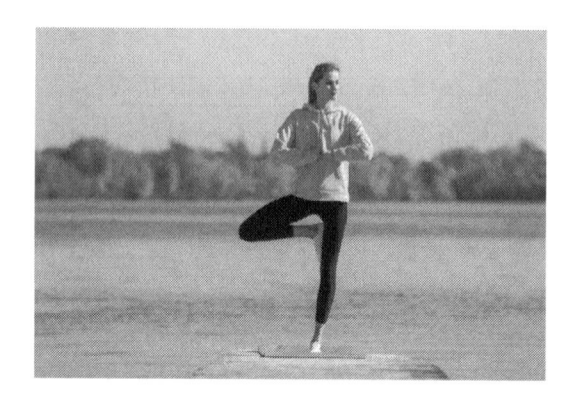

Ces exercices sortent le corps de sa zone de confort avec des poses étranges. Il doit corriger sa posture et son raidissement musculaire en activant ses mécanorécepteurs pour garder l'équilibre. Les muscles stabilisateurs profonds subissent un entraînement intense, tandis que la conscience spatiale et la posture s'améliorent. De plus, ces exercices peuvent être adaptés en fonction de la forme physique de chacun.

Jour 23 : Pilates au sol (Durée 25 minutes)

Voici un bref aperçu du contenu de votre séance d'entraînement au sol Pilates de 25 minutes du 23e jour :

Les exercices de Pilates au sol sont intéressants parce qu'ils utilisent uniquement le poids de votre corps pour renforcer vos muscles en profondeur.

Commencez par un échauffement de 5 minutes comprenant des mouvements tels que des rotations du bassin, des flexions de la poitrine et des étirements des jambes.

Ensuite, vous enchaînez une série d'exercices qui font travailler différents groupes musculaires, comme par exemple :

1. Ponts et élévations pelviennes (parfaits pour les fessiers et les abdominaux)
2. Ciseaux et bicyclettes (excellents pour la ceinture abdominale)
3. Superman et natation (merveilleux pour le dos)
4. Élévations des jambes (fabuleuses pour les cuisses et les quadriceps)
5. Postes sur les bras avant (formidables pour les stabilisateurs)

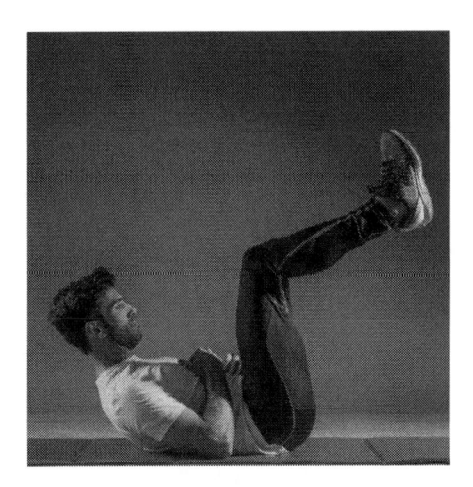

Entre les exercices, il y a des périodes de récupération active, entre les exercices, il y aura des périodes de récupération active, en changeant de position : couché sur le dos, sur le ventre, assis et à quatre pattes.

L'objectif de cette séance? S'entraîner dur, mais sans matériel, et sculpter son corps grâce à un renforcement musculaire en profondeur.

Jour 24 : Exercices de relaxation (Durée : 25 minutes)

Voici ce qui vous attend durant cette séance de 25 minutes placée sous le signe de la "Détente et étirements profonds", prévue pour le 24e jour:

Ce sera un moment consacré à une véritable détente. Nous ciblerons à la fois le corps et l'esprit, en étirant les muscles tendus tout en apaisant vos pensées grâce à des pratiques de pleine conscience.

Commencez la séance par 5 à 10 minutes de pétrissage et de massage. L'accent sera mis sur l'assouplissement des muscles du cou, du dos et des jambes.

Par la suite, consacrez 10 à 15 minutes à des étirements entièrement passifs. Il s'agit de laisser le poids de vos bras ou de vos jambes étirer naturellement les muscles.

Puis, terminez par un exercice de relaxation guidée de 5 minutes. Vous vous allongerez sur le dos tout en vous concentrant sur votre respiration, en détendant systématiquement vos muscles et en visualisant des images positives. L'objectif ? Calmer votre esprit et le laisser vagabonder librement.

Ce que nous visons ici est simple : un moment paisible de soin de soi qui n'a rien à voir avec la performance. Nous voulons que vos muscles et votre esprit se débarrassent des tensions accumulées lors des séances précédentes ou du stress quotidien.

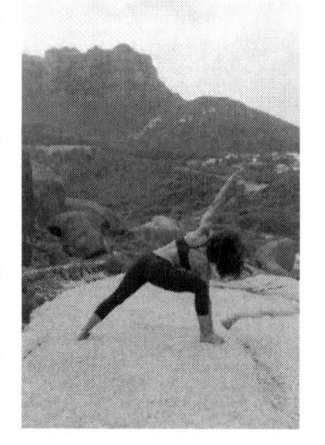

Jour 25 : HIIT Pilates (Durée 25 minutes)

Imaginez une séance de 25 minutes de "HIIT Pilates" prévue pour le 25e jour de votre programme d'entraînement. Il s'agit d'un mélange d'une séance HIIT (High Intensity Interval Training) à grande vitesse et des principes traditionnels de la méthode Pilates. Vous ferez des exercices de renforcement de la méthode Pilates, mais avec une tournure amusante et rapide et des pauses rapides entre les exercices. Commencez par un échauffement de 5 minutes pour préparer votre corps. Ensuite, vous avez des intervalles de 40 secondes d'exercices :

1. Faire des exercices d'élévation du bassin ou des jambes droites (pour les abdominaux et les cuisses)

2. Ou peut-être des burpees, des jumping jacks ou des mountain climbers (ce sont des mouvements cardio)
3. Peut-être des planches sur les bras avant ou sur les côtés (pour travailler votre tronc)

Vous disposez de 20 secondes de récupération active entre chaque série d'exercices. Vous pouvez sauter à la corde ou faire des levées de genoux. L'objectif ? Maintenir votre rythme cardiaque pendant les 25 minutes. Brûlez toutes ces calories et faites travailler les groupes musculaires importants de la méthode Pilates. C'est court, intense et tonique, une séance complète pour ceux qui aiment un bon défi d'entraînement !

Jour 26 : Barre au sol (Durée : 20 minutes)

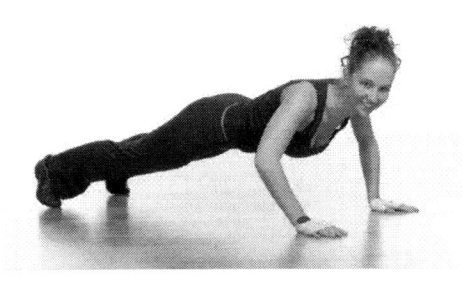

Le 26e jour, une séance de "Barre au sol" est prévue. Il s'agit d'un entraînement de 20 minutes inspiré du ballet, mais conçu pour le sol.

Vous ferez des pliés ou des flexions de genoux, des relevés ou des montées sur la pointe des pieds, des battements ou des mouvements de jambes, des portés de bras ou des mouvements de bras, et des cambrés ou des ronds de dos. Ces mouvements classiques inspirés de la danse permettent de renforcer les jambes, d'assouplir le torse et le bassin et d'améliorer l'équilibre et la coordination.

Voyez cela comme une routine de danse, avec une musique rythmée, le tout préparé pour une pratique au sol en toute sécurité. Il s'agit d'un entraînement doux et fluide pour se mettre en forme et s'amuser !

Jour 27 : Pilates avec petits accessoires (Durée 20 minutes)

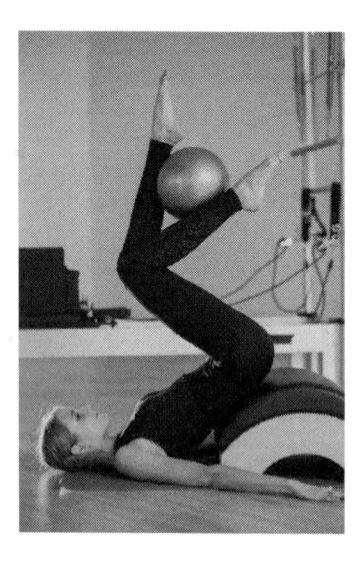

Le programme du 27e jour comprend une séance de Pilates de 20 minutes, agrémentée de petits gadgets. Ceux-ci permettent d'alterner les exercices de Pilates en augmentant l'activation des muscles. Voici quelques exemples :

1. Le cercle magique, un anneau de stress. Il varie l'emplacement des cuisses, des genoux ou des chevilles en fonction des exercices, sollicitant ainsi des muscles spécifiques.
2. Le ballon de Pilates améliore les mouvements en ajoutant de l'instabilité. Il perturbe l'équilibre, engageant davantage les abdominaux et les muscles profonds.
3. Les bandes de résistance, fixées aux chevilles, aux cuisses ou aux poignets. Elles augmentent la difficulté des mouvements typiques du Pilates, en leur donnant une tournure différente. Il fait bouger la colonne vertébrale ou étire les jambes tout en massant.

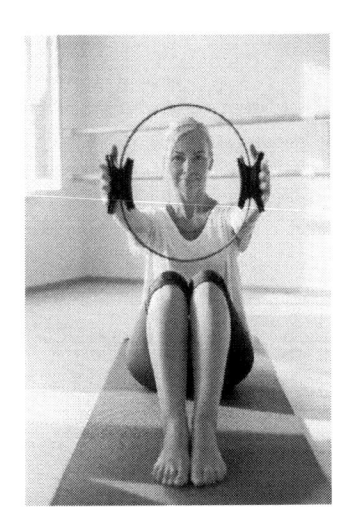

Le but est d'utiliser ces aides et de pimenter la séance. Ils introduisent des décalages, des déséquilibres ou une résistance supplémentaire dans les poses habituelles. L'objectif est de revigorer la routine Pilates et de travailler intensément des muscles spécifiques.

Jour 28 : **Séance complète de Pilates (Durée 30 minutes)**

Le 28e jour est consacré à une grosse séance d'entraînement Pilates de 30 minutes, mettant l'accent sur chaque mouvement Pilates important et faisant travailler chaque groupe musculaire clé. En commençant par un échauffement rapide de 5 minutes (marche, torsions, flexions et étirements), vous vous plongerez dans les principaux mouvements de Pilates :

1. Abdominaux : vous ferez des mouvements de ciseaux, des levées de poitrine ou de jambes, et des torsions en position assise.
2. Jambes et fessiers : cet exercice consiste en des levées de jambes et des battements de jambes, des ponts et des squats.
3. Supérieur du corps : il s'agit de faire des mouvements de natation, des supermans et des planches.

Faites chaque mouvement pendant une dizaine de fois avant de passer au suivant. Le fait de mélanger les mouvements du bas et du haut du corps permet de garder la fraîcheur. Nous essayons de faire des mouvements en position assise, couchée sur le dos ou sur le ventre, et sur les mains et les genoux. Cette séance d'entraînement complète aborde tous les mouvements essentiels de la méthode Pilates tout en modelant le corps dans son ensemble. C'est un excellent moyen de mettre en pratique ce que vous avez appris au cours des 4 semaines du programme.

Voici des exemples d'entraînement au Pilates adaptés si vous avez entre 36 et 55 ans :

Pensez à mélanger le renforcement musculaire, les étirements et l'équilibre. Le tout dans des enchaînements rapides et assez faciles. Cela permet de modeler votre corps, mais aussi de ménager vos articulations.

Jour 1 : Mobilisation des articulations et renforcement des lombaires, abdos et fessiers (Durée 10 minutes + 15 minutes)

Il s'agit d'un mélange d'exercices de mouvements articulaires et de renforcement des muscles du ventre, du bas du dos et des fesses. Voici comment cela se déroule concrètement :

La mobilité articulaire en dix minutes

Dix minutes de mobilité articulaire : Il s'agit de préparer vos muscles et vos articulations à l'entraînement. Il s'agit de permettre à chaque articulation de bouger pleinement. Voici ce qu'ils ont fait :

Mobilité articulaire de dix minutes.

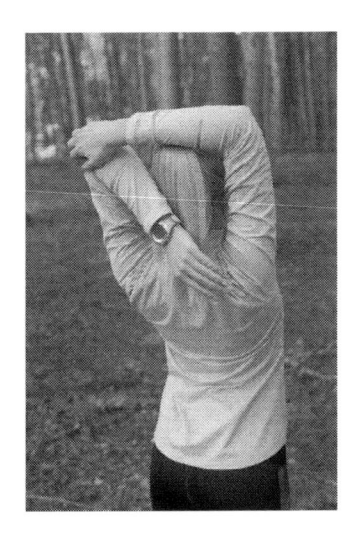

1. Tours de cou : Inclinaison du cou de droite à gauche pour détendre la nuque
2. Tours d'épaules : Cercles vers l'avant et vers l'arrière
3. Mouvement des hanches : Faire des cercles dans les deux sens pour libérer le bas du dos
4. Demi-squats : Petits dips avec les genoux légèrement pliés pour échauffer les jambes et les mollets

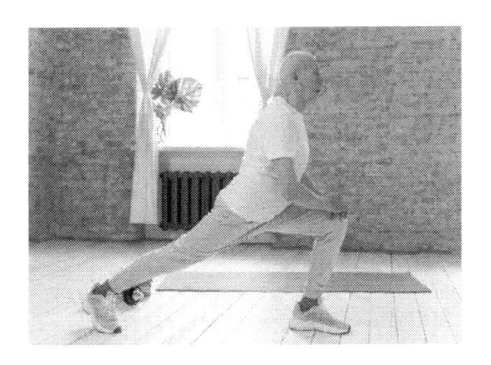

15 minutes de renforcement musculaire ciblé : Cette partie travaille principalement les muscles du ventre, du bas du dos et des fesses avec une certaine série d'exercices :

La musculation ciblée de 15 minutes

1. Longues levées de jambes pour les muscles du ventre

2. "Superman" (soulèvement de la poitrine et des jambes) pour le bas du dos
3. Ponts standard à une jambe pour les fesses

Le but ? Faire exploser ces principales parties du corps - le ventre, le bas du dos et les fesses - grâce à une séance d'entraînement adaptée à votre niveau de forme physique. Cela permet de raffermir et de remodeler les muscles.

Jour 2 : Séance d'assouplissement des mollets et des cuisses (Durée : 20 minutes)

Plongez dans le programme du jour 2, une séance d'étirements de 20 minutes spécialement pour vos cuisses et vos mollets.

Cet étirement concerne vos cuisses (quadriceps, ischio-jambiers, adducteurs) et vos mollets. Pour les cuisses, il y a la posture du guerrier 1 (genou avant fléchi, jambe arrière tendue). Il y a aussi les grands écarts (écart avant-arrière) ou les écarts latéraux (entre les jambes), et les papillons assis (pieds joints, genoux sortis).

Pour les mollets, essayez les flexions avant avec les jambes tendues et les pieds tirés vers l'arrière. Pour les mollets, essayez les flexions avant avec les jambes tendues et les pieds tirés vers l'arrière. Nous utiliserons également des exercices au mur ou avec des sangles pour fléchir le pied et étirer ce muscle tendu du mollet.

Chaque pose dure environ vingt secondes, respiration profonde comprise. Nous ferons une série de 8 à 10 poses différentes pour faire travailler tous ces groupes de muscles.

L'objectif principal ? Détendre les muscles des cuisses et des mollets (souvent tendus et douloureux), favoriser la circulation sanguine et la flexibilité.

Jour 3 : Étirement des épaules et du dos (Durée : 15 minutes)

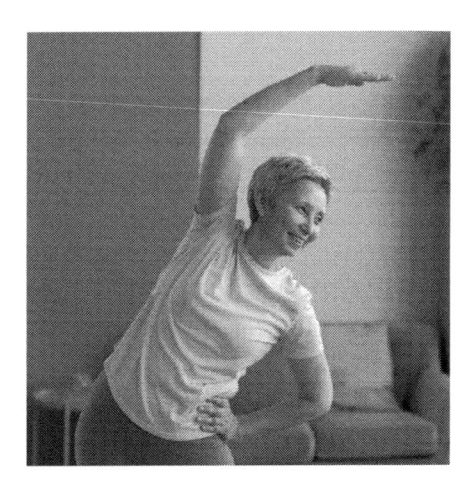

Le troisième jour, une séance de 15 minutes sera consacrée à l'étirement du dos et des épaules. Voici le plan:

1. Vous allez vous asseoir et étirer le dos. Les jambes peuvent être tendues ou pliées. Nous nous pencherons lentement vers l'avant pour détendre les muscles du dos.
2. Vous vous mettez ensuite debout et nous étirerons les épaules et les bras un par un. Chaque bras tire doucement vers le bas, en s'alignant sur le corps pour faire bouger l'articulation de l'épaule.
3. Vos bras, complètement écartés, tournent. Vous ferez des cercles vers l'avant et vers l'arrière. Il s'agit de détendre cet espace souvent stressé.

L'objectif est d'étirer lentement le haut du corps. Cette région est généralement tendue et source de stress. L'exercice se concentre sur des actions calmes et sur l'expiration. Il ne faut pas trop étirer les articulations. L'objectif est d'assouplir et de détendre les muscles de cette partie du corps.

Jour 4 : Renforcement des hanches, des fessiers et des jambes (Durée : 20 minutes)

Le programme du 4e jour est une séance d'entraînement de 20 minutes met l'accent sur les jambes, les hanches et les fesses. Certains exercices peuvent être utilisés pour renforcer ces zones musculaires.

Les squats, les élévations de jambes sur le dos et les fentes sont d'excellents pour renforcer vos cuisses. Vous pouvez opter pour des ponts, des rotations et des cercles assis pour les hanches, ce qui aidera à améliorer la posture.

Il existe d'autres exercices pour renforcer ces zones musculaires. Pour les fesses, vous pouvez utiliser des ponts réguliers ou unilatéraux, marcher à quatre pattes ou soulever les genoux. Cela ciblera directement cette zone.

La routine comprend 8 à 10 mouvements. Cela permet de modeler et d'affiner le bas du corps. L'entraînement s'adapte au niveau de compétence de chacun.

Jour 5 : Exercice pour assouplir le cou et la nuque (Durée : 15 minutes)

Voici un résumé rapide du plan du jour 5, une séance de 15 minutes axée sur la relaxation du cou et de l'arrière de la tête. Cette séance ciblera ces zones qui portent souvent beaucoup de tension. Alors, qu'est-ce qui est prévu ?

1. Des rotations douces de la tête d'un côté à l'autre pour détendre votre cou.
2. Des inclinaisons de la tête d'un côté à l'autre en expirant pour étirer le haut du dos.
3. Une inclinaison de la tête vers l'avant, en ramenant le menton sur la poitrine, pour apaiser votre cou.
4. Des étirements à l'aide d'une serviette, avec les mains à l'arrière de la tête pour guider l'inclinaison.

L'objectif ? Prendre le temps de dénouer les nœuds de cette zone sensible par des mouvements mesurés et calmes. Pas besoin de forcer. Des exercices simples et relaxants pour le cou.

Jour 6 : L'équilibre (Durée : 15 minutes)

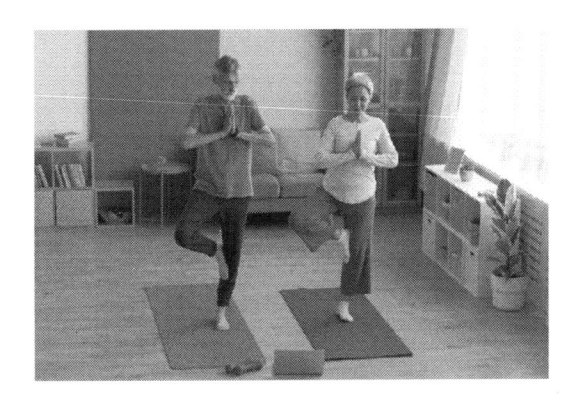

Alors, à quoi ressemble un programme d'entraînement à l'équilibre de 15 minutes pour le jour 6 ? Voici un aperçu :

1. D'abord, faites circuler votre sang avec 5 minutes d'échauffement. Marchez sur place, assouplissez vos articulations et étirez-vous.
2. Pour l'exercice 1 (trois minutes), vous allez mettre votre stabilité à l'épreuve. Tenez-vous sur une jambe, les yeux ouverts, puis fermés. Changez de jambe. L'exercice 2 (trois minutes) consiste à travailler sur la pointe des pieds. Passez du talon à la pointe du pied, levez-vous sur la pointe du pied, puis abaissez vos talons sans perdre votre stabilité. Visez deux à trois groupes de dix.
3. Vient ensuite l'exercice 3 (deux minutes). Il s'agit d'une fente et d'un étirement. Penchez-vous vers l'avant en déséquilibre, tendez la jambe vers l'avant, torse fléchi. Cet exercice est bon pour les abdominaux et l'équilibre.
4. Enfin, l'exercice 4 (deux minutes) est une planche latérale délicate. Placez une main et un pied sur le sol ; gardez l'autre bras et la jambe opposée en l'air. Puis changez de côté.

Pousser les limites de l'équilibre immobile et en mouvement avec ces mouvements irréguliers peut améliorer la posture et réduire les risques de culbute.

Jour 7 : Renforcement des abdos et obliques (Durée : 20 minutes)

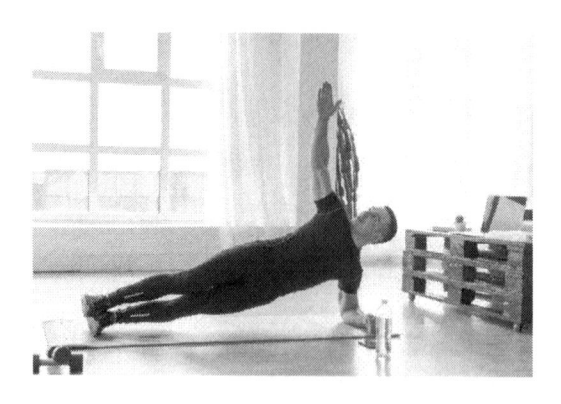

Le programme du jour 7 comprend une séance d'entraînement de 20 minutes de renforcement des abdominaux et des muscles latéraux. Cette séance complète fait travailler les abdominaux et les muscles latéraux en profondeur, à l'aide d'un mélange d'exercices.

Trois fois par semaine, une routine de 20 minutes, est suffisante pour la construction musculaire. La séance d'entraînement combinera des mouvements de renforcement des abdominaux comme les redressements assis, les coups de pied en ciseaux et les levées de jambes droites avec des mouvements axés sur les obliques comme les torsions du torse avec poids ou les levées de jambes "twistées".

L'objectif est simple. L'objectif est simple : faire travailler votre corps à fond et rapidement. Les périodes de repos sont courtes, comme le montre la vidéo

Le résultat ? Un ventre plat et ferme, à condition de bien manger!

Jour 8 : Exercices d'étirements pour la partie bas du corps (Durée : 20 minutes)

Le huitième jour, nous nous concentrerons sur un étirement de 20 minutes ciblant le bas du corps. Nous mélangerons les éléments suivants :

1. Étirements des ischio-jambiers: Debout ou assis. Penchez-vous vers l'avant. C'est excellent pour les cuisses et le dos.

2. Étirements des quadriceps : Essayez la pose du guerrier de yoga 1. Une jambe est pliée devant, l'autre derrière. Ceci est excellent pour l'avant des cuisses.
3. Étirements des mollets : Appuyez-vous sur un mur. Tendez une jambe. Pliez l'autre jambe. Poussez les talons vers le bas pour bien étirer les mollets.
4. Étirements des adducteurs : Asseyez-vous avec les pieds joints et les genoux écartés, à la manière d'un papillon.

L'objectif est d'étirer lentement et en douceur les principaux groupes musculaires de vos jambes en changeant de positions (debout, assis, au sol) au cours des 20 minutes afin d'aider à relâcher la tension.

Jour 9 : Cardio-pilates doux (Durée : 25 minutes)

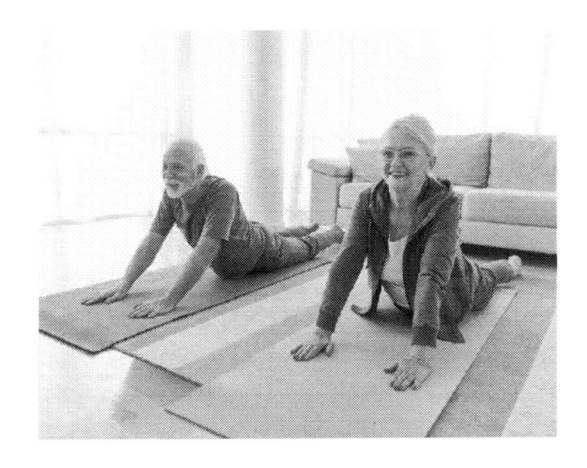

Cette séance d'entraînement Cardio Pilates douce de 25 minutes se déroulera comme suit :

1. Démarrage (5 min) : Marche ponctuelle, rotation des articulations et étirements pour l'échauffement.
2. Première étape (5 min) : "Enroulement Pilates - En position allongée, roulez jusqu'à ce que vous soyez debout, touchez vos orteils puis allongez-vous.
3. Deuxième étape (5 min) : "Étirement d'une seule jambe - Allongez-vous, ramenez un genou à votre poitrine tout en tendant l'autre, puis changez de jambe.

4. Troisième étape (5 min) : " Criss Cross " - Allongé, les mains derrière la tête, touchez le coude droit au genou gauche et alternez.
5. Étape finale (5 min) : "Natation" - Sur le ventre, levez alternativement le bras et la jambe opposés.

Objectif : Mélanger les mouvements traditionnels du Pilates avec un rythme rapide pour augmenter le rythme cardiaque et brûler les calories, tout en renforçant les muscles profonds. Le tout en douceur, sans gestes brusques ni sauts, en respectant les articulations.

Jour 10 : **Renforcement du haut du corps (Durée : 20 minutes)**

Vous voulez tonifier le haut de votre corps en 20 minutes ? Voici un petit guide. Nous nous concentrerons sur le dos, les épaules et les bras.

D'abord, échauffez-vous pendant 5 minutes. Marchez sur place, faites tourner vos articulations, faites quelques étirements.

Ensuite, travaillez vos épaules pendant 5 minutes. Essayez les élévations latérales avec des haltères ou le développé couché militaire, si vous avez une barre à votre disposition. Les pompes sur les genoux sont idéales pour les débutants.

Enfin, faites travailler votre dos pendant 5 minutes. Utilisez un élastique pour les exercices de traction horizontale. Vous pouvez aussi vous allonger et faire l'exercice de Superman, en soulevant le bras et la jambe opposés. Simulez la natation pour l'exercice du nageur.

Renforcez également vos bras pendant 5 minutes. Comment ? Faites des flexions de biceps avec des haltères. Essayez les dips entre deux chaises pour les triceps. Les pompes s'attaquent à la fois aux biceps et aux triceps.

Concentrez-vous sur le contrôle de vos mouvements. Veillez à maintenir votre posture. Gardez le dos droit, contractez les abdominaux. Inspirez lorsque vous vous détendez, expirez lorsque vous travaillez dur. Étirez-vous après l'entraînement pour la récupération musculaire.

Jour 11 : Étirement du bassin en rotation (Durée : 20 minutes)

Le 11e jour, la séance d'étirement du bassin en rotation dure 20 minutes. Il comprend des mouvements d'étirement visant le bas du dos et les hanches, mélangés à des rotations.

Vous essayerez différents mouvements de yoga pour ces parties, comme la pose de l'enfant (genoux contre la poitrine, hanches levées), des torsions assises avec les jambes tendues ou pliées, et des inclinaisons vers l'avant sur toute la largeur des hanches.

Le plan est de tenir chaque pose d'une demi-minute à une minute, avec des respirations profondes. Le mouvement change constamment, ce qui assouplit le bas du dos et libère la région des hanches.

Ces étirements en mouvement et en rotation élargissent les jambes et détendent le dos. Cela permet de réduire le stress de cette zone tendue. Vous le faites calmement et à votre rythme.

Jour 12 : Abdos hypopressifs (Durée : 15 minutes)

La séance d'entraînement d'un quart d'heure du 12e jour, destinée aux personnes âgées de 36 à 55 ans, cible les muscles profonds du ventre - comme le transverse de l'abdomen - sans courber la colonne vertébrale.

Pour illustrer ce propos, prenez l'exercice du "petit chien".

Cet exercice consiste à se mettre à quatre pattes, à courber le dos vers le haut, à rentrer le ventre et à expirer. D'autres exercices comme les flexions latérales et les torsions assises, tous deux associés à une contraction profonde des muscles du ventre et à des expirations, feront également travailler le muscle.

L'avantage de ces exercices de base pour ce groupe d'âge ? Ils aident à maintenir une bonne force abdominale, à améliorer la posture, à remodeler la taille, le tout sans solliciter le dos puisque nous nous concentrons sur l'expiration en gardant le dos droit. Ce sont des exercices doux mais puissants.

Jour 13 : **Pilates avec de petits accessoires (Durée : 20 minutes)**

Votre séance du 13e jour intitulée mettra un peu de piment dans votre journée. Vous utiliserez différents outils pour rendre le Pilates plus vivant et amener le travail musculaire à un autre niveau. Vous pouvez vous servir de ces quelques éléments :

1. Utilisez par exemple un ballon de paille. Nous la placerons sous le bas du dos ou entre les genoux. Cela nous rend moins stables et nos abdominaux doivent travailler encore plus fort.
2. Il existe également le ballon suisse. Il nous fera faire des mouvements de Pilates en équilibre. Nos muscles stabilisateurs devront alors fournir plus d'efforts.
3. Enfin, il y a l'anneau de Pilates ou le cercle magique. C'est un anneau de résistance qui se place entre les cuisses ou sous les pieds. Il rend certains mouvements plus difficiles.
4. Vous pouvez également utiliser un Foam Roller. Il nous aidera à masser et à étirer des zones comme le dos ou les jambes entre les exercices.
5. Enfin, vous pouvez utiliser une bande de résistance élastique. Cela rend les mouvements réguliers comme les levées de jambes un peu plus difficiles.

Et voilà ! Vous utiliserez tous ces outils tout au long de notre séance. Cela ajoutera des éléments d'instabilité et augmentera le travail musculaire là où c'est important, comme dans nos abdominaux, nos fessiers ou nos cuisses.

Jour 14 : Cardio-Pilates dynamique (Durée : 25 minutes)

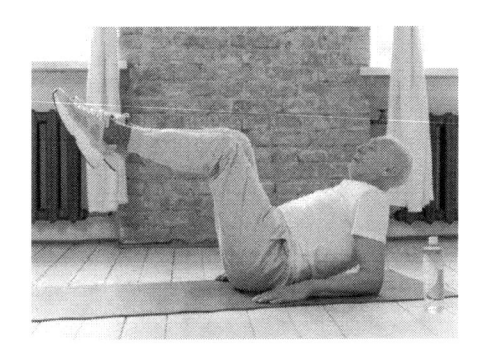

La séance d'entraînement "Cardio Pilates" de 25 minutes du 14e jour a un objectif : mélanger des mouvements de renforcement musculaire inspirés de la méthode Pilates avec des périodes de cardio qui font battre le cœur. Le tout en une séance rapide d'une demi-heure.

Commencez par un échauffement de 5 minutes : marcher, tourner et s'accroupir. Ensuite, vous vous plongerez dans des séries d'exercices rapides et puissants qui touchent les principales zones de la méthode Pilates, comme les cuisses, le ventre et les fesses. Voici un exemple :

1. 15 levées de jambes
2. 10 ponys (les genoux touchent le sol, puis se soulèvent)
3. 20 balancements rapides des jambes
4. 15 abdominaux

Après chaque série d'exercices, vous aurez une séance de cardio d'une minute. Pensez à des burpees, des sauts à la corde et des levées de genoux très énergiques.

L'objectif ? Associer un renforcement musculaire ciblé à une séance de cardio ininterrompue pendant 25 minutes.

Le résultat ? Une séance d'entraînement dynamique qui permet d'éliminer un maximum de calories et de tonifier votre silhouette.

Jour 15 : Renforcement de cuisses, des fesses et des abdos (Durée : 20 minutes)

Ces exercices de renforcement Jour 15 se concentre sur les cuisses, les fesses et des abdos. Il comprend différents exercices qui ciblent ces zones. Les exercices pour les cuisses, comme les squats ou les fentes, font travailler les quadriceps, les ischio-jambiers et les adducteurs.

1. Pour renforcer vos fesses, essayez les ponts ou la marche quadrupède.

Les exercices abdominaux comprennent les abdominaux et la planche sur les avant-bras, qui fait travailler les abdominaux.

1. Pour obtenir des résultats efficaces, faites 10 séries de 3 à 4 exercices. Modifiez-les en fonction de vos capacités physiques. Cette méthode d'entraînement est intense mais adaptable.

Jour 16 : Étirement du haut du corps (Durée : 15 minutes)

Voici un plan d'étirement du haut du corps de 15 minutes pour le jour 16 :

1. Échauffement rapide (2-3 min) : Des mouvements faciles pour les bras et les épaules préparent les muscles et les articulations à l'étirement.
2. Étirements des épaules (3-4 min) : Les rotations des épaules, les étirements du corps en croix et les étirements des bras au-dessus de la tête peuvent aider à assouplir la région des épaules.
3. Étirements des bras et des poignets (3-4 min) : Faites des étirements pour les biceps, les triceps, les avant-bras et des rotations du poignet pour relâcher toute tension accumulée.
4. Étirements du dos (3-4 min) : Essayez des exercices comme le chat-camel pour activer la colonne vertébrale et les torsions en position assise pour étirer les muscles du dos le long de la colonne vertébrale.
5. Étirements du cou (2-3 min) : Inclinez la tête sur le côté et faites de légères rotations du cou pour détendre les muscles du cou.

Maintenez chaque étirement pendant 20 à 30 secondes, en respirant profondément pour aider les muscles à se détendre. L'objectif ? Éliminer le stress du haut du corps, améliorer la souplesse et favoriser une meilleure posture.

<u>Jour 17</u> : Exercices de coordination et d'équilibre (Durée : 15 minutes)

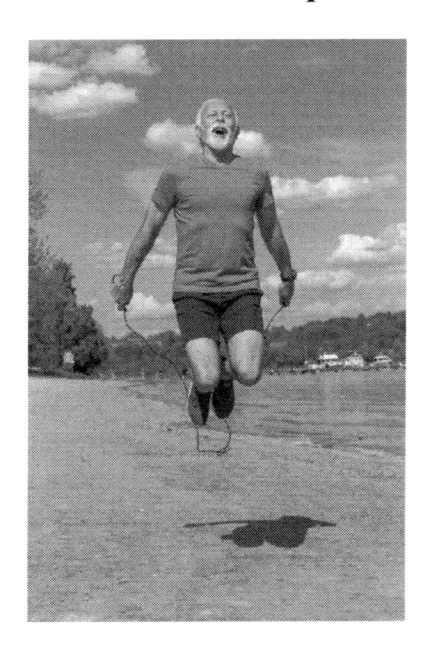

Le programme du 17e jour comprend un quart d'heure consacré à l'amélioration de l'équilibre et de la coordination grâce à des activités guidées spécifiques.

Pour ce faire, vous utilisez une variété d'exercices conçus pour perturber l'équilibre.

L'une des techniques est l'utilisation d'une corde à sauter pour améliorer vos compétences. Voici les étapes :

1. Une séquence de sauts sur une jambe, en alternant les jambes, promet d'améliorer l'équilibre chaque fois que la corde passe.
2. Essayez de sauter vers l'avant sur une jambe à la fois, avec la corde, pour tester à la fois l'équilibre et la coordination.

Les exercices multi-musculaires améliorent ainsi la coordination. Essentiellement, l'objectif est de faire en sorte que le corps se sente à l'aise dans l'inconfort, en poussant votre équilibre et votre coordination à la limite. Au cours de votre séance de 15 minutes, courte mais productive, vous verrez votre niveau de défi augmenter progressivement.

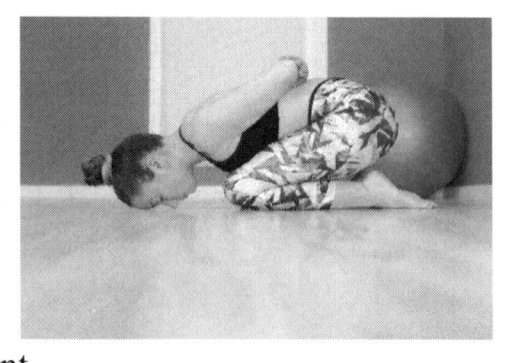

Jour 18 : **Pilates au sol (Durée : 25 minutes)**

Décortiquons la séance de 25 minutes de "Pilates au sol" prévue pour le 18e jour. Cette approche du Pilates utilise uniquement le poids du corps pour développer la force musculaire, sans aucun équipement. Voici ce qui vous attend : commencez par un échauffement rapide de 5 minutes. Il s'agit de marcher sur place, de balancer les hanches et d'étirer les jambes. Ensuite, nous passons à 15 minutes de mouvements classiques de Pilates au sol :

1. Le "hundred" : gardez vos jambes levées à 45 degrés et battez-les rapidement. C'est excellent pour raffermir votre ventre.
2. Le "Roll Over" : une position assise recroquevillée qui soulage votre dos.
3. La "Nage" : bougez votre bras et votre jambe opposés à tour de rôle.
4. Les " ciseaux " : soulevez vos jambes droites et déplacez-les comme si vous coupiez l'air. Les muscles du ventre sont sollicités.

Vous devez prévoir des périodes de repos entre les mouvements, afin de permettre à vos muscles de récupérer. La séance se termine par 5 minutes d'étirements légers. L'objectif ? Travailler dur, sans machines, pour construire des muscles forts et profonds, tout en s'adaptant à votre niveau personnel.

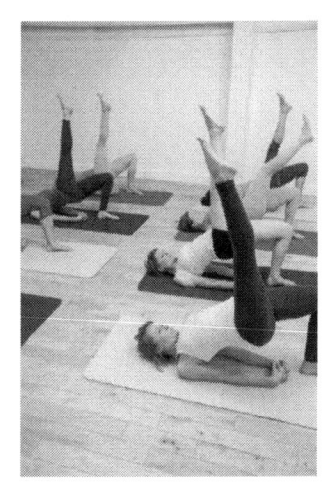

Jour 19 : Respiration et relaxation (Durée : 20 minutes)

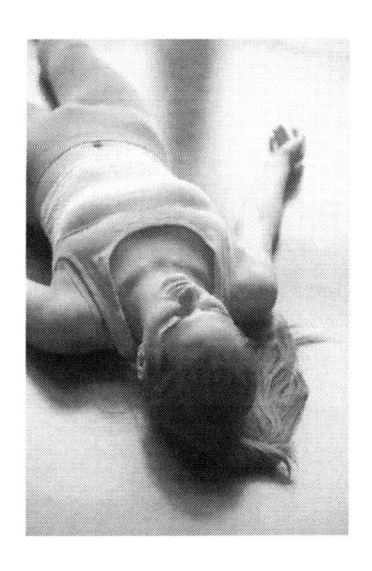

Le 19e jour est consacré à un voyage de 20 minutes placé sous le signe « relaxation et respiration ». Cette séance vous guidera à travers des exercices de respiration profonde pour vous aider à atteindre un état paisible de l'esprit et du corps.

Vous commencerez par un peu de préparation. Des étirements faciles et des rotations articulaires prépareront votre corps.

Vient ensuite le cœur de la séance, l'exercice de respiration qui dure de 15 à 20 minutes. Voici ce que vous devez faire : allongez-vous sur le dos, dans un endroit confortable, les yeux fermés. Concentrez-vous sur votre respiration. Suivez les étapes suivantes : Inspirez profondément, expirez longuement, laissez le rythme de votre respiration ralentir, visualisez l'air tourbillonnant dans votre corps.

Le but ? Laisser les pensées bourdonnantes et les tensions vous quitter. Recherchez le calme intérieur, redirigez votre attention sur le moment présent. Ce moment de méditation, centré sur votre respiration, vous conduira à un regain d'énergie et de vitalité.

Terminez la séance par un réveil en douceur, accompagné de quelques étirements supplémentaires.

Jour 20 : Circuit training Pilates (Durée : 25 minutes)

Le programme du jour 20 comprend un "entraînement en circuit Pilates" de 25 minutes. Il s'agit de divers exercices de type Pilates destinés à renforcer la force musculaire, effectués de manière cohérente.

L'idée de l'entraînement en circuit est de passer d'une séance d'entraînement à une autre sans trop de repos. Les zones clés de la méthode Pilates, comme les abdominaux, les fessiers et les cuisses, seront ciblées au cours de cette séance par le biais d'exercices uniques. Chaque exercice est répété 10 à 15 fois. Il peut s'agir de squats, de jambes surélevées, d'abdominaux, de planches, de mouvements de natation ou de ponts fessiers. Vous pouvez terminer la séance par une série de mountain climbers, de burpees ou de cordes à sauter pendant 3 à 4 minutes.

Le but est de combiner le renforcement musculaire et le cardio pour brûler un maximum de calories et modeler le corps dans une séance animée.

Jour 21 : Barre au sol – danse (Durée 20 Minutes)

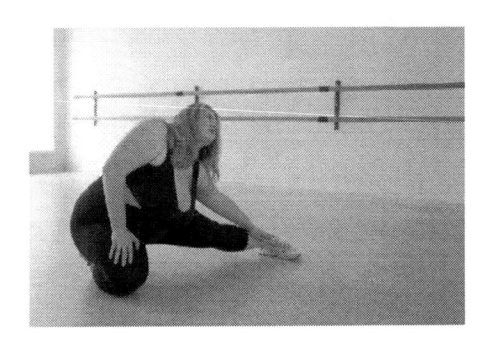

Pour le 21e jour, prévoyez une séance de 20 minutes de " Barre au sol inspirée de la danse ". Il s'agit d'une série d'exercices, basés sur le travail à la barre de ballet, mais réalisés en douceur au sol.

Ces exercices peuvent être des pliés (genoux fléchis), des relevés (monter sur la pointe des pieds), des battements (bouger la jambe), des portés de bras (bras courbés au-dessus de la tête), ou des cambrés (arrondir le dos). Le tout sur une musique rythmée!

Le but ? Apporter un peu de grâce de la danse classique à votre entraînement. En effectuant ces mouvements au sol, vous ménagez vos articulations tout en modelant votre corps.

Cette séance façonne et tonifie. Elle fait travailler les jambes, le tronc et la cambrure du dos. Il s'agit de mélanger le fitness avec la joie de la danse.

Jour 22 : Renforcements ombilicaux et dorsaux (Durée : 20 minutes)

La séance d'entraînement du 22e jour intitulée "Renforcement des muscles du dos et du ventre" est une séance d'entraînement non-stop de 20 minutes. Il s'agit de travailler en profondeur les muscles du dos et des abdominaux latéraux. Découvrez ces exercices spéciaux qui les renforcent :

1. Vos muscles dorsaux : Essayez les flexions du ventre, la "natation" ou l'aviron avec des poids.

2. Vos muscles latéraux : Tordez votre corps avec des bandes élastiques, faites des flexions latérales ou des levées de jambes " tordues " qui utilisent les muscles latéraux.

Nous ferons dix répétitions de 3 à 4 exercices différents pour chaque section musculaire. Il s'agit d'un exercice énergique et complet. Notre objectif est d'équilibrer le haut et le bas du corps. Nous renforçons les côtés du dos et de l'estomac, ce qui est important pour votre posture et la force de votre ventre.

Jour 23 : **Exercices d'assouplissement du bassin et des jambes (Durée : 25 minutes)**

La séance "Étirements des jambes et du bassin" du jour 23, d'une durée de 25 minutes, est conçue avec des étirements axés sur les jambes et le bassin. De nombreuses poses de yoga et des exercices d'étirement actifs visent à échauffer les muscles des cuisses (comme les ischio-jambiers, les quadriceps, les adducteurs) ainsi que les articulations et les tissus de liaison du bassin. Par exemple :

1. Échauffer le bassin avec de grands écarts avant et latéraux
2. Mobiliser le bassin grâce à la pose du danseur
3. Étendre l'intérieur des cuisses avec des papillons assis
4. Détendre la région avec des pirouettes du torse sur de longues jambes

Planifiez de tenir chaque pose pendant environ une demi-minute, en respirant de manière fluide. Une série de 8 à 10 poses différentes permettra de travailler pleinement la zone ciblée au cours de la séance. L'objectif est d'assouplir les jambes et le bassin, ainsi que les zones souvent sollicitées, afin de soulager les muscles et d'améliorer la mobilité pelvienne, essentielle à la souplesse et à la régularité des mouvements.

Jour 24 : **Abdos hypopressifs (Durée 15 minutes)**

Cette séance de renforcement des abdos de 15 minutes du 24e jour se concentrera sur les mêmes exercices d'abdominaux profonds que nous avons commencés le 12e jour.

Vous revisiterez probablement des exercices de base comme la " pose du chiot " et les torsions assises, en mettant l'accent sur l'engagement des muscles abdominaux transversaux.

De nouvelles poses seront introduites pour augmenter l'intensité. De nouvelles poses seront introduites pour augmenter l'intensité. Parmi les meilleurs choix, citons les planches et les planches latérales, qui sont des exercices de renforcement du tronc impressionnants. Vous pouvez également vous aventurer dans des mouvements plus complexes, comme lever une jambe en position de planche.

L'objectif de cette séance est d'améliorer la force de votre tronc, en particulier le muscle transverse et les autres muscles profonds. Cela vous permettra de tonifier votre taille et d'améliorer votre posture. N'oubliez pas de vous en tenir à ce qui est confortable et gérable pour vous.

Jour 25 : **Pilates avec des élastiques (Durée : 20 minutes)**

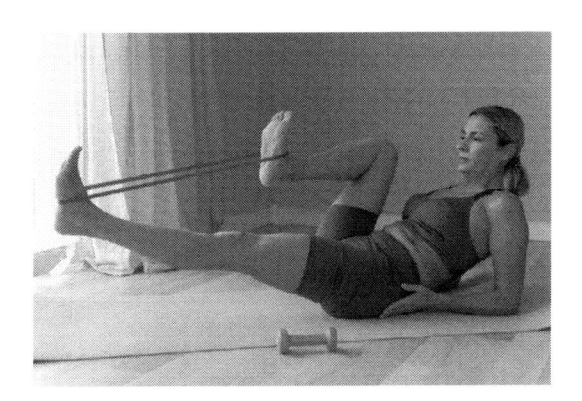

Le 25e jour est réservé à la séance "Pilates avec bandes élastiques", un entraînement de 20 minutes. Dans cette séance, vous utilisez des bandes de résistance pour rendre les mouvements de Pilates plus difficiles.

Ces bandes stimulent le travail acharné de vos muscles. Elles transforment les mouvements Pilates standard en mouvements plus difficiles, ciblant mieux les muscles. Vous pouvez placer les bandes sous vos pieds, autour de vos jambes ou de vos genoux, en fonction des muscles que vous voulez faire travailler.

Pensez aux levées de jambes avec une bande enroulée autour de vos chevilles. Cela permet de faire travailler les abdominaux. Ou faites tourner le haut de votre corps avec une bande tendue dans vos mains. Cela fait travailler davantage les muscles latéraux.

Les bandes sont idéales car leur résistance s'adapte à la force avec laquelle vous les tirez. Plus vous tirez, plus elles résistent. Vous pouvez donc adapter la résistance à votre force.

Cette séance d'entraînement est prête à donner un coup de fouet à votre pratique régulière du Pilates. Il cible différents groupes musculaires : le ventre, les fesses, les cuisses, les bras et le dos. De plus, les mouvements étant contrôlés, vos articulations sont ménagées.

Jour 26 : Étirements en flexion et en rotation (Durée : 25 minutes)

Le 26e jour, nous avons prévu une séance d'entraînement de 25 minutes intitulée "Étirements en torsion et en flexion". Cette séance comprendra une variété d'étirements visant à améliorer la capacité de votre corps à bouger de deux façons : se pencher (vers l'avant/vers l'arrière) et se tordre (vers l'intérieur/vers l'extérieur). Vous utiliserez certaines poses du yoga et des étirements actifs pour encourager ces mouvements :

1. Torsions assises avec les jambes tendues ou croisées pour la torsion du corps.
2. Étirements du papillon sur le sol pour la torsion extérieure de la hanche.
3. Position du chat/chameaux lorsque vous effectuez la flexion/extension de votre dos.
4. Le grand écart avant pour se pencher en avant et les poses du pont pour se pencher en arrière.

Maintenez chaque pose pendant 20 à 30 secondes, n'oubliez pas de respirer profondément. Nous suivrons un modèle de 8 à 10 mouvements différents pour engager toutes ces directions de mouvement. L'objectif principal ? Rendre votre corps plus souple dans tous les plans de mouvement, en mettant particulièrement l'accent sur les torsions et les flexions. Ces mouvements sont essentiels pour la santé du dos et des hanches.

Jour 27 : Séance complète de Pilates (Durée : 30 minutes)

Voici comment se déroulera votre séance de Pilates du 27e jour. Tous les exercices essentiels du programme y seront présents. L'ensemble de votre corps sera sollicité, dès le départ, après un bon échauffement et des étirements dynamiques.

1. Mise au point sur les abdominaux : Il s'agit d'abdominaux, d'élévations de jambes et de soulèvements de poitrine, ainsi que de bonnes vieilles rotations pelviennes.
2. Travail de fond pour les jambes et les fessiers : Squats, exercices de levage de jambes, plus une bonne dose de ponts pour garder les choses intéressantes.
3. C'est au tour du haut du corps : Nagez, volez comme Superman et maintenez votre corps fermement en position de planche.

Planifiez de passer par tous vos classiques Pilates préférés au cours de cette séance d'entraînement de 30 minutes.

Changez de position pour bien cibler chaque groupe musculaire. Tenez-vous debout, mettez-vous en position assise, allongez-vous, ou marchez à quatre pattes.

L'objectif final est de terminer le programme de 28 jours par une séance de brûlage de calories et de renforcement musculaire.

Jour 28 : Reposez-vous

Programme de Pilates de 28 jours pour les séniors de plus de 55 ans.

Jour 1 : Pilates doux (Durée : 20 minutes)

1. Méthodes de respiration : Comprendre comment respirer profondément et utiliser la respiration pour faciliter le mouvement.
2. Échauffements : Des exercices non fatigants, comme des cercles d'épaules et des extensions de bras, préparent le corps.
3. Activation de la force : Les activités telles que les exercices pour les abdominaux, le bas du dos et les fessiers mettent l'accent sur le tronc.
4. Entraînements fondamentaux : Techniques telles que le "Pelvic Curl" pour le renforcement du bas du dos et des fessiers et le "Chest Lift" pour l'entraînement abdominal.
5. Étirements : Chaque exercice est exécuté dans le respect de la forme, de la précision et de la stabilité, en veillant à ménager les articulations et à rester dans les limites des capacités des personnes âgées.

Cette session met l'accent sur l'efficacité du mouvement plutôt que sur l'abondance, en s'en tenant aux principes de concentration et de fluidité de la méthode Pilates. Cette session met l'accent sur la concentration et la fluidité du mouvement.

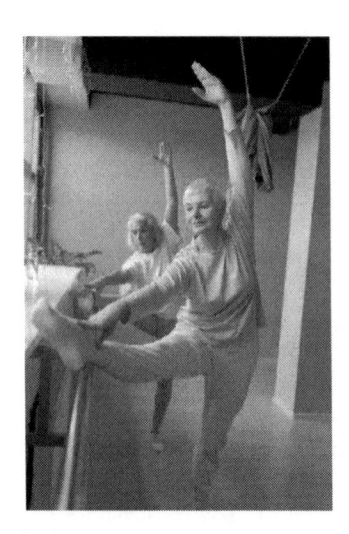

Jour 2 : Étirements et mobilité (Durée : 20 minutes)

La séance "Étirements et mobilité", d'une durée de 20 minutes, destinée aux personnes âgées de 55 ans et plus, comprendra divers exercices visant à améliorer la souplesse et les mouvements des articulations et à soulager les raideurs musculaires. La séance pourrait comporter plusieurs activités, comme :

1. Étirements dynamiques : actions faciles et fluides qui échauffent le corps, améliorent la circulation sanguine et préparent les muscles et les articulations à l'action.
2. Étirements statiques : Étirements maintenus pendant un certain temps (15 à 30 secondes en général) pour améliorer la souplesse et la portée des muscles.
3. Mouvements de mobilité : Exercices pour les articulations afin d'améliorer leur amplitude de mouvement.

De même, la séance peut commencer par des étirements dynamiques tels que des vagues de bras ou des rotations de la colonne vertébrale, suivis d'étirements statiques ciblant les principaux groupes de muscles tels que les étirements des ischio-jambiers ou du dos. N'oubliez pas que tous les mouvements doivent être effectués en douceur, à un rythme qui vous convient.

Respectez vos limites. La respiration doit être profonde, régulée pendant la séance pour le confort et pour que les muscles soient mieux oxygénés. La respiration doit être profonde.

Jour 3 : Exercice d'abdominaux (Durée : 15 minutes)

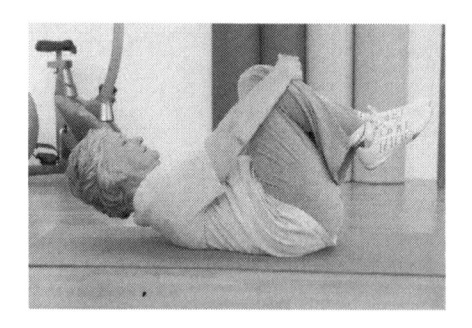

Vous êtes prêts à raffermir votre ventre ? Le troisième jour, les personnes âgées de 55 ans et plus pourront s'attaquer à une séance d'entraînement de 15 minutes intitulée "Renforcement des abdominaux". L'objectif ? Entraîner les muscles du ventre ! Ainsi, votre posture s'améliorera, votre dos se renforcera et votre tour de taille vous remerciera. Qu'est-ce qui vous attend ? Voici un aperçu :

Les exercices de renforcement musculaire de la ceinture abdominale sont des exercices de musculation.

1. C'est l'heure de la "torsion du dos" ! Ce mouvement cible les côtés et améliore la souplesse de la colonne vertébrale.
2. Ensuite, le " Pelvic Curl ". Bonjour, les muscles du bas du dos et du bas-ventre!
3. Puis, le "Chest Lift". Cette fois-ci, vous vous concentrez sur les abdominaux supérieurs.
4. Enfin, mais non la moindre, c'est la "planche". Préparez-vous à ressentir une sensation de brûlure dans toute la région du ventre et à renforcer votre tronc.

N'oubliez pas : respectez vos limites ! Des mouvements fluides, synchronisés avec votre respiration, sont la clé du succès.

Jour 4 : Travail d'équilibre (Durée 20 minutes)

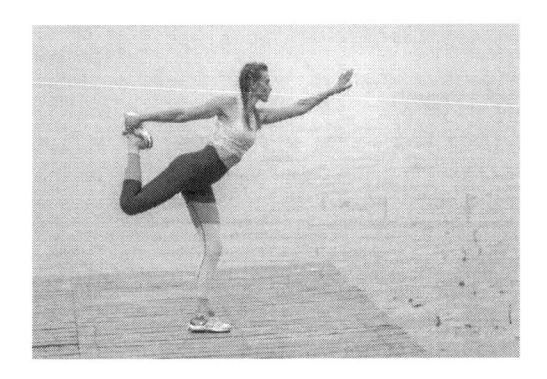

Le programme du jour 4 comprend une routine de 20 minutes de "Pilates pour l'équilibre". Il s'agit d'une série de mouvements de Pilates visant à renforcer l'équilibre et la force, dans les muscles profonds, et à améliorer la coordination. Cette routine peut inclure des exercices tels que :

1. Pilates debout : Mouvements debout pour l'équilibre et la posture, comme les levées de jambes, les fentes et les activités sur un seul pied.
2. Exercices de renforcement musculaire : Mouvements impliquant le ventre et le dos pour renforcer le tronc et améliorer l'équilibre.
3. Actions défiant l'équilibre : Exercer l'équilibre avec des méthodes comme se tenir sur un pied les yeux fermés ou des mouvements qui déplacent le centre d'équilibre du corps.

Cette routine Pilates en position debout qui cible l'équilibre, utile pour les personnes âgées afin d'éviter les culbutes. Elle vise à renforcer les muscles autour des articulations, à améliorer la coordination et le sens du corps, et à permettre de maintenir l'équilibre tout en se déplaçant ou en prenant différentes poses. Cela peut améliorer l'expérience de la vie quotidienne et l'autonomie des personnes âgées.

Jour 5 : Relaxation et exercice de respiration (Durée : 20 minutes)

Cette séance consiste en une combinaison de tactiques d'apaisement et d'exercices de respiration. L'objectif ? Moins de stress, une meilleure circulation sanguine, un bien-être général. Voici le déroulement de la séance :

1. Trouvez un endroit agréable : Asseyez-vous ou allongez-vous, soutenez votre tête ou vos genoux si nécessaire.
2. Respirez avec intention : Observez votre respiration. Sentez l'air entrer et sortir de vos poumons.
3. Essayez de respirer profondément : Respirez lentement et pleinement. Inspirez par le nez. Remplissez votre ventre, puis votre poitrine. Expirez lentement. Nez ou bouche, au choix.
4. Écoutez et détendez-vous : Suivez les instructions vocales ou un guide de méditation. Laissez vos muscles et votre esprit se détendre. Pensez à chaque partie de votre corps et laissez-la se détendre.
5. Visualisez un lieu ou une scène apaisante. Cela vous aidera à vous détendre.

Les séniors peuvent tirer profit de la relaxation et des respirations profondes. Moins de soucis, un meilleur sommeil, une baisse de la tension artérielle, un contrôle plus facile de la douleur. Choisissez un endroit paisible et tranquille pour pratiquer ces techniques. Veillez à rester dans l'instant présent.

Jour 6 : Pilates fessiers/jambes (Durée : 20 minutes)

Le jour 6 "Pilates pour les jambes et les fessiers" est spécialement conçu pour les seniors de plus de 55 ans. Elle englobe des techniques de Pilates axées sur les muscles des jambes et des fessiers. L'objectif est de renforcer ces zones, d'améliorer l'équilibre et la souplesse, et de tonifier les muscles.

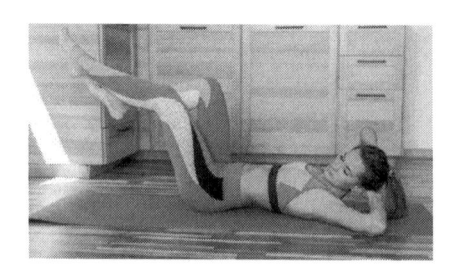

1. "Cercle de jambes" : Allongé sur le dos, levez une jambe et faites des cercles dans l'air. C'est bon pour les cuisses et les hanches, et cela augmente la souplesse des hanches.
2. "Side Kick" : En étant sur le côté, soulevez et abaissez le haut de la jambe. Cela fait travailler les muscles des hanches et des cuisses.

3. "Pont" : Allongé, les genoux pliés, soulevez le bassin. Cela favorise les muscles des fessiers et du dos.
4. "Clamshell" (coquille) : Sur un côté, les genoux pliés, soulevez la jambe supérieure tout en gardant les pieds joints. Cela fait travailler les muscles des hanches et des fessiers.

Comme toujours, il est essentiel d'adopter une forme correcte et de respecter les limites de son corps. Les mouvements doivent être réguliers et contrôlés, et la respiration doit être synchronisée avec le mouvement.

Jour 7 : **Repos ou marche douce**

Le 7e jour est consacré aux promenades tranquilles ou lentes. C'est parce que se reposer est important pour tout le monde, même pour les personnes de plus de 55 ans. Ce jour aide votre corps à récupérer et à se réparer après les exercices de Pilates des derniers jours. La marche légère est également recommandée ce jour-là. Elle vous permet de rester actif sans vous épuiser. Voici quelques points positifs :

1. Meilleure circulation sanguine : La marche favorise la circulation du sang et soulage les muscles et les articulations raides.
2. Diminue le stress : Une marche calme dans un endroit paisible peut aider à réduire la tension.
3. Maintien de la mobilité : La marche permet à vos articulations de rester souples et en mouvement. C'est essentiel pour les personnes âgées.
4. Accélère le repos : Un peu d'exercice peut aider les muscles fatigués à récupérer plus rapidement en augmentant la circulation sanguine.

L'Organisation mondiale de la santé recommande de faire 10 000 pas ou 20 minutes d'exercice par jour. Vous pouvez y parvenir même en marchant doucement. N'oubliez pas d'adapter la marche à ce que vous pouvez faire et de rester confortable. Choisissez une vitesse régulière et un terrain plat pour ne pas vous surmener. Si vous ne pouvez pas marcher, une journée complète de repos peut également vous aider à retrouver votre pleine puissance.

Jour 8 : Pilates avec chaise (Durée : 20 minutes)

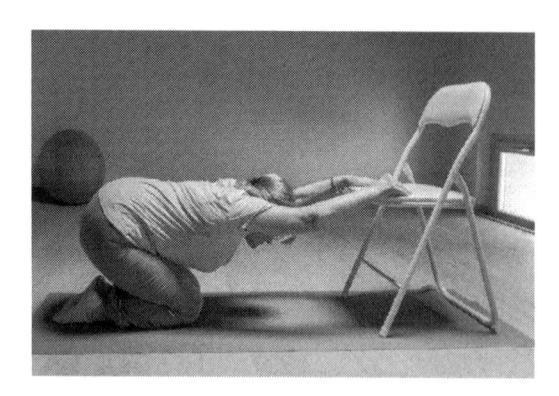

Il s'agit d'une série de mouvements de Pilates qui utilisent une chaise pour plus de stabilité. Ces exercices visent à renforcer la force, la souplesse, l'équilibre et la coordination, ce qui les rend particulièrement adaptés aux personnes âgées.1 Voici quelques-uns des exercices que vous pourrez effectuer au cours de la séance :

1. Les levées de jambes : Asseyez-vous sur le bord de la chaise et levez chaque jambe alternativement, en gardant le dos droit. Cette activité renforce les muscles abdominaux et les muscles des jambes.
2. Étirements du dos : En position assise, arrondissez et étirez votre dos, puis redressez-le. Cet exercice favorise une meilleure flexibilité de la colonne vertébrale.
3. Exercices d'équilibre : Tenez-vous derrière la chaise et utilisez le rail supérieur pour vous soutenir tout en effectuant des mouvements axés sur l'équilibre, comme des levées de jambes ou un léger balancement.

N'oubliez pas d'exécuter chaque mouvement correctement, de reconnaître les capacités de votre corps et de veiller à ce que vos actions soient lentes et régulières, en harmonisant les respirations avec les mouvements.

Jour 9 : Étirements du haut du corps (Durée : 20 minutes)

Les muscles du haut du corps sont sollicités par différents exercices.

- ✓ Étirements des trapèzes et du cou : Cela permet d'atténuer les tensions habituelles dues aux activités quotidiennes.
- ✓ Étirements des épaules, des triceps et des avant-bras : Ces étirements permettent non seulement de réduire les tensions musculaires, mais aussi de rendre les muscles plus souples et plus mobiles.
- ✓ Étirements du dos et du bas du dos : Ces étirements peuvent soulager la colonne vertébrale et les muscles lombaires. Ils peuvent contribuer à une meilleure posture et à une diminution des maux de dos.

Si possible, faites ces étirements plusieurs fois par semaine, de préférence après l'exercice ou tôt le matin. N'oubliez pas de toujours prêter attention à la réaction de votre corps et de l'ajuster en conséquence.

Jour 10 : Pilates pour renforcer le tronc (Durée : 20 minutes)

Cette séance est prévue pour le dixième jour, un programme de 20 minutes destiné aux personnes âgées de 55 ans et plus. Elle comprend plusieurs exercices de Pilates visant à renforcer les muscles profonds du tronc, ou "core". Le tronc se compose des abdominaux, du bas du dos, des obliques et des muscles pelviens. Important pour la posture, l'équilibre et la stabilité, c'est un élément clé. Pour cette séance, vous pourriez faire des exercices qui comprennent :

1. Le "Hundred": Cet exercice classique de Pilates fait travailler les bras et lève les jambes en position allongée pour solliciter les abdominaux.
2. Le "Plank" ou la planche : Ce mouvement isométrique fait travailler l'ensemble du tronc, augmentant votre force et votre endurance.
3. Le "pont" : Ce mouvement tonifie les fessiers et le bas du dos tout en activant les abdominaux : Cette variante avancée de la planche renforce la force du tronc et améliore l'équilibre et la coordination.
4. La planche en version plus avancée ou "Leg Pull Front" : consiste à améliorer l'équilibre, la stabilité, ainsi que la coordination.

Les exercices ciblent les muscles profonds et améliorent la posture. Effectuez toujours chaque exercice correctement et respectez les capacités de votre corps. Chaque mouvement doit être effectué en douceur et confortablement, la respiration étant synchronisée avec les mouvements. Vous améliorerez ainsi votre entraînement et limiterez les risques de blessure.

Jour 11 : Travail de coordination (Durée : 20 minutes)

Cette séance d'entraînement fait appel à des exercices de Pilates pour une meilleure maîtrise du corps. Le terme "coordination" désigne des mouvements souples et faciles impliquant différentes parties du corps. La méthode Pilates peut contribuer à améliorer cette coordination, en améliorant l'équilibre, la précision des mouvements et la perception de l'espace.13 Le cours peut proposer les exercices suivants :

1. "Cercle à une jambe" : Il s'agit de bouger une jambe en cercle tout en gardant le reste du corps immobile. Cet exercice renforce la coordination entre les jambes et le torse.
2. "Criss Cross" : Dans cet exercice, vous touchez alternativement le coude gauche au genou droit, puis le coude droit au genou gauche, en vous allongeant sur le dos. Cet exercice développe la coordination d'un côté à l'autre.
3. "Roll Up" : Pour cet exercice, vous roulez lentement votre corps de haut en bas pour favoriser la coordination entre votre torse et le reste de votre corps.

Cette séance met l'accent sur la coordination et l'engagement de l'ensemble du corps. Elle nécessite une bonne respiration, des mouvements doux et contrôlés. Vous devez faire chaque exercice correctement, écouter votre corps et bouger doucement et avec contrôle, en combinant la respiration et le mouvement. Cette approche permet d'optimiser les résultats de l'entraînement et de réduire les risques de blessure.

Jour 12 : Travail de respiration et de relaxation (Durée : 20 minutes)

Le 12e jour est consacré à une séance de 20 minutes de "Relaxation et respiration profonde". L'objectif ? Des exercices de respiration et de relaxation pour diminuer le stress, augmenter la puissance pulmonaire, améliorer la circulation sanguine et la qualité de vie. Au programme :

1. Respiration profonde : prendre une grande inspiration, retenir l'air brièvement et expirer lentement. C'est un calmant naturel pour le corps, qui régule la respiration, la digestion et le rythme cardiaque.
2. Respiration abdominale : également connue sous le nom de respiration ventrale, cette technique consiste à aspirer de l'air avec le diaphragme, et non pas seulement avec la poitrine. Cela permet d'augmenter la puissance pulmonaire et de réduire le stress et les inquiétudes.

Voici quelques techniques intéressantes que vous pouvez utiliser pour vous détendre :

1. La relaxation musculaire progressive : Il s'agit de contracter puis de relâcher chaque muscle du corps, des pieds à la tête. Il s'agit d'un moyen éprouvé de réduire les tensions corporelles et de créer la détente.
2. Visualisation : Imaginez un lieu ou un événement apaisant. C'est un moyen reconnu pour réduire le stress et favoriser la relaxation.

Cette séance vous rappelle l'importance d'une bonne respiration profonde et vous apprend à bouger facilement et en toute sécurité.

Jour 13 : Renforcement des bras grâce aux bandes élastiques (Durée : 20 minutes)

Objectif de cette séance ? Tonifier et renforcer les muscles des bras. Comment cela fonctionne-t-il ? Par une série d'exercices de Pilates avec des bandes élastiques, qui peuvent être adaptées à votre force et à votre niveau de confort. À quoi vous attendre ? A des exercices comme :

1. Biceps curls : Vous tenez les extrémités de la bande, fléchissez et étendez vos bras pour faire travailler vos biceps.
2. Extensions des triceps : Tenez une extrémité de la bande au-dessus de votre tête et l'autre derrière vous. Tendez et fléchissez les bras pour faire travailler vos triceps.
3. Tirages avec la bande élastique : Tenez les extrémités de la bande devant vous. Écartez et rapprochez les bras pour faire travailler les muscles de la poitrine et du dos.

Cette séance vous montre comment effectuer les différents exercices tout en insistant sur la nécessité d'une bonne respiration et de mouvements doux et contrôlés. N'oubliez pas d'exécuter chaque exercice en respectant la forme et les limites de votre corps. Allez lentement, soyez prudent et synchronisez votre respiration avec vos mouvements. Cette méthode permet non seulement d'améliorer les résultats de l'entraînement, mais aussi de réduire le risque de se blesser.

Jour 14 : Repos ou marche douce

Le 14e jour marque un "jour de repos ou de promenade" dans le programme Pilates pour les personnes âgées de 55 ans et plus. Cette journée met l'accent sur la récupération active, un élément essentiel de tout régime sain.

"Journée de repos" ne signifie pas exactement zéro mouvement. Non, il s'agit plutôt d'activités légères et agréables. Prenons l'exemple de la "flânerie". Elle permet à votre corps de bouger sans vous épuiser.

La marche tranquille, c'est l'idéal ! C'est un exercice peu stressant qui améliore la santé cardiaque, les articulations et l'humeur. De plus, allez-y à votre propre rythme. Trouvez un parc tranquille ou un quartier serein. Demandez une durée de marche qui vous convient, mais 20 à 30 minutes suffisent généralement.

N'oubliez pas que les journées de détente nécessitent aussi de s'hydrater et de manger sainement. Il s'agit avant tout d'une question de récupération corporelle.

Jour 15 : Pilates doux pour le dos (Durée : 20 minutes)

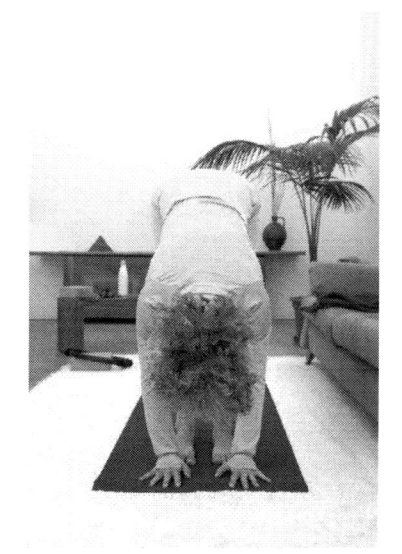

Le "Pilates doux pour le dos en vingt minutes" pour les personnes âgées de plus de 55 ans est prévu pour le 15e jour et comprendrait une série d'exercices de Pilates axés sur le dos. Il s'agit d'un entraînement conçu pour renforcer les muscles du dos, améliorer la posture, soulager l'inconfort et stimuler l'agilité de la colonne vertébrale. L'entraînement pourrait inclure des exercices tels que :

1. Le "Chat-vache" : Cet exercice de flexion et d'extension de la colonne vertébrale permet d'accroître la mobilité et d'assouplir les muscles du dos.
2. Le "Cygne" : Cet exercice consiste à soulever le torse du tapis tout en maintenant le contact avec le bas du corps. Il renforce les muscles du dos et étire les abdominaux.
3. La "pose de l'enfant" : Cet exercice, qui consiste à s'asseoir sur les talons et à tendre les bras vers l'avant, aide à détendre et à allonger les muscles du dos.

N'oubliez pas : des mouvements contrôlés et souples, ainsi qu'une respiration harmonisée. Il est essentiel de maintenir une forme correcte pour chaque exercice et d'écouter les limites de son corps. Les mouvements méthodiques et contrôlés permettent d'assurer la précision de l'entraînement et de minimiser les risques de blessures.

Jour 16 : Étirements et mobilité (Durée : 20 minutes)

Cette séance comporte différents exercices pour revigorer la mobilité et améliorer la flexibilité dans tout le corps. L'objectif est de réduire la rigidité, d'étendre la liberté de mouvement et de promouvoir la relaxation musculaire. Les exercices potentiels pour la séance pourraient inclure :

1. Étirements dynamiques : mouvements faciles pour préparer les muscles et les articulations. Pensez à des mouvements d'épaules ou de jambes.
2. Étirements statiques : maintenir des poses spécifiques pendant un certain temps pour bien étirer les muscles. Les inclinaisons latérales ou les inclinaisons avant sont des exemples d'étirements des muscles du dos et des jambes.
3. Exercices de mobilité : Mouvements spécifiques qui améliorent la souplesse des articulations.

L'étirement de l'ensemble du corps peut être adapté aux besoins particuliers des personnes âgées, en se concentrant spécifiquement sur les zones qui sont habituellement raides ou immobiles.

Jour 17 : Renforcement des abdos (Durée : 15 minutes)

Il s'agit d'une routine Pilates conçue pour renforcer les muscles de votre ventre. Une meilleure force abdominale vous permettra d'adopter une bonne posture, d'avoir un tronc stable, de réduire les douleurs dorsales et d'améliorer votre respiration. Comment se déroulera cette séance ?

1. Planche ou gainage : Tenez-vous sur vos avant-bras et vos orteils. Toute la région du ventre se renforce.
2. Crunch ou relevé de buste : Levez le haut de votre corps, mais vos pieds restent au sol. C'est excellent pour les muscles du haut du ventre.

3. Poussée des hanches ou hip thrust : Soulevez vos hanches et veillez à ce que vos épaules restent au sol. Cet exercice est excellent pour les muscles du bas du ventre.

Jour 18 : Pilates pour travailler l'équilibre (Durée : 20 minutes)

Leurs principaux objectifs de cette séance : renforcer les muscles profonds, améliorer la stabilité et l'équilibre. Les exercices peuvent ressembler à ceci :

1. "Leg Pull Front" : Imaginez une planche de style avancé. Cet exercice difficile met à l'épreuve votre coordination et votre équilibre tout en renforçant votre tronc.
2. "Side Kick" : Imaginez maintenant que vous êtes allongé sur le côté. Votre jambe supérieure se lève et s'abaisse. C'est un coup dur pour les muscles des hanches et des cuisses, qui repousse les limites de votre équilibre.
3. "Équilibre debout" : Ici, vous êtes en position debout. Les exercices visent à améliorer votre équilibre et votre posture. Comme se tenir sur un pied ou se balancer d'avant en arrière.

Il s'agit également d'améliorer la force musculaire et la posture.

Jour 19 : Pilates pour la mobilité articulaire (Durée : 20 minutes)

Cette routine pilates se concentrera sur des exercices spécifiquement conçus pour améliorer le mouvement des articulations. Ces exercices peuvent aider à lutter contre les raideurs dues au vieillissement ou à l'arthrite. Voici les principaux exercices :

1. Rotation des épaules : Cible la mobilité de l'articulation de l'épaule.
2. Cercles de poignets : Encourage la souplesse des poignets.
3. Flexion et extension des chevilles : Renforce les chevilles et favorise la circulation sanguine.
4. Torsions de la colonne vertébrale : Vise à améliorer la mobilité du dos et à soulager les raideurs.

5. Ouverture des hanches : Améliore le mouvement des hanches, ce qui permet d'améliorer l'équilibre et la marche.

Rappelez-vous : Chaque exercice doit être effectué de manière réfléchie et à un rythme lent. Nous mettrons également l'accent sur le contrôle des mouvements et sur une bonne respiration. Outre l'amélioration de la mobilité des articulations, cette routine vise également à maintenir une bonne amplitude de mouvement et à minimiser les risques de blessure.

Jour 20 : Pilates pour la souplesse des jambes (Durée : 20 minutes)

Le 20e jour, l'accent est mis sur les exercices d'étirement des jambes. L'objectif ? Améliorer la souplesse, réduire les tensions musculaires et favoriser une meilleure circulation sanguine. Il y aura différents types d'exercices :

1. Flexions avant : Debout, inspirez, penchez-vous vers l'avant à partir des hanches tout en expirant, efforcez-vous de toucher vos orteils. C'est un excellent étirement pour le bas du dos et les ischio-jambiers.
2. Étirements des ischio-jambiers : En position allongée, levez une jambe en hauteur tandis que l'autre reste au sol. Tirez doucement sur la jambe levée pour la rapprocher ; c'est une excellente façon d'étirer les ischio-jambiers.
3. Étirements des quadriceps : Debout, pliez une jambe derrière vous et attrapez votre pied. Ce mouvement permet d'étirer les quadriceps.
4. Élévation des jambes : Allongez-vous sur le côté, levez et abaissez la jambe supérieure. Cet exercice n'est pas seulement destiné à assouplir les ischio-jambiers, mais aussi à renforcer la stabilité du tronc.

Jour 21 : Repos ou méthode Qi Gong doux

Le Qi Gong est une ancienne pratique chinoise qui associe des mouvements lents, des méthodes de respiration et la méditation pour nourrir et équilibrer le Qi, ou énergie clé, dans votre corps. Il s'agit d'un exercice léger qui convient parfaitement aux personnes âgées. Il renforce l'autonomie et améliore le bien-être au quotidien. Voici comment se déroule une séance de Qi Gong :

1. Début : La séance débute généralement par un moment de calme pour se concentrer et se connecter à sa respiration. Les praticiens peuvent se tenir debout, s'asseoir ou même marcher lentement, en se concentrant sur leur respiration.
2. Mouvements doux : Les exercices de Qi Gong comprennent des mouvements fluides et élégants effectués en synchronisation avec la respiration. Ces mouvements sont faits pour étirer et raffermir le corps, améliorer la circulation et encourager la relaxation.
3. Respiration : Dans le Qi Gong, la respiration est cruciale. Les apprenants pratiquent des respirations profondes et contrôlées qui peuvent contribuer à réduire le stress et à améliorer la santé des poumons.
4. Concentration de l'esprit et méditation : Souvent, le Qi Gong intègre la méditation, qui consiste à se concentrer sur le moment présent, la respiration ou une certaine pensée pour calmer l'esprit et réduire l'anxiété.
5. Finition : La séance se termine généralement par un retour au calme, où les pratiquants peuvent s'asseoir ou rester debout dans le calme, absorbant les bienfaits de la séance.

Les bienfaits du Qi Gong :

- ✓ Meilleur équilibre et mouvement : Le Qi Gong peut freiner les chutes, un grand danger pour les personnes âgées.
- ✓ Moins de stress : Les techniques de respiration et d'apaisement créent une relaxation profonde.
- ✓ Aide à la santé : Le Qi Gong agit comme un complément bénéfique pour différents problèmes de santé.
- ✓ Augmentation de la flexibilité et du mouvement : Des exercices doux permettent de conserver la souplesse des articulations.

Jour 22 : Pilates avec ballon de stabilité (Durée : 20 minutes)

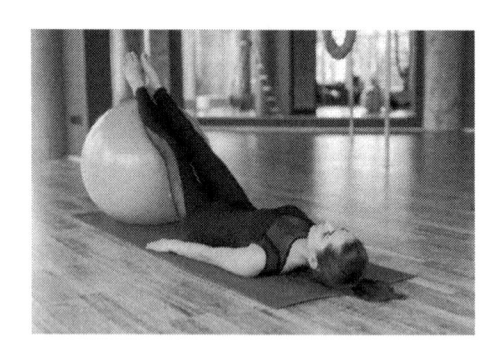

Voici le déroulement de la séance :

1. Échauffement : Démarrez votre corps avec des mouvements faciles comme la marche sur place ou les levées de genoux.
2. Ponts fessiers : Allongez-vous sur le dos, les pieds sur le ballon. Soulevez vos hanches jusqu'à ce que la ligne entre les genoux et les épaules soit alignée. Cela fait travailler les fessiers, les ischio-jambiers et le tronc.
3. Crunchs sur le ballon : Asseyez-vous sur le ballon et roulez jusqu'à ce que le ballon repose sous le bas de votre dos. Resserrez votre tronc et faites des abdominaux en soulevant le haut de votre corps. Cet exercice cible les abdominaux.
4. Équilibre sur ballon : Placez-vous sur le ballon et soulevez progressivement chaque pied du sol tout en essayant de rester sur place. Cela améliore l'équilibre et fait travailler le tronc.
5. Étirements : terminez la séance par de légers étirements pour détendre votre corps.

Les avantages de la séance sont les suivants :

1. Renforcement du tronc : Les mouvements effectués avec le ballon de stabilité visent le tronc, les abdominaux et le dos, ce qui améliore la posture et réduit les risques de maux de dos.
2. Renforcement de l'équilibre : L'oscillation du ballon vous incite à vous ajuster continuellement pour garder l'équilibre, ce qui peut renforcer les capacités d'équilibre et de coordination.

3. Renforcer les muscles : Les activités avec un ballon de stabilité font travailler vos muscles profonds. Ils sont essentiels à l'équilibre et à la prévention des blessures.

Jour 23 : Étirements pour améliorer la mobilité de la colonne vertébrale (20 minutes)

Ce programme permet d'assouplir la colonne vertébrale. Il comprend des exercices faciles de torsion et d'inclinaison qui aident à rendre votre dos moins rigide.

1. Première étape : Échauffement. Vous pouvez marcher sur place ou faire des levées de genoux.
2. Étape 2 : Asseyez-vous et faites des torsions. Sur une chaise ou sur le sol, tournez votre torse d'un côté à l'autre. Gardez le bas du corps immobile. Cela permet de détendre la partie centrale de votre colonne vertébrale.
3. Troisième étape : Inclinez votre corps d'un côté à l'autre. Tenez-vous debout ou assis, puis penchez votre corps d'un côté à l'autre. Essayez de toucher votre oreille au sol. Cela permet d'étirer les muscles latéraux et d'assouplir le bas de la colonne vertébrale.
4. Quatrième étape : Étirement du dos. Tenez-vous debout, les pieds aussi écartés que vos hanches. Inspirez et croisez les mains devant vous. Expirez, poussez vos mains vers l'avant, arrondissez votre dos, inclinez vos hanches vers l'avant. Votre colonne vertébrale doit former un C. Cela rend les muscles qui courent le long de votre colonne vertébrale plus souples.
5. Cinquième étape : Détendez-vous. Passez un moment à vous reposer. Concentrez-vous sur votre respiration et laissez vos muscles se détendre.

Jour 24 : Pilates pour la posture (20 minutes)

Son objectif ? Renforcer des muscles comme les dorsaux pour améliorer la posture et diminuer les maux de dos.

1. Échauffement : Des mouvements simples tels que des marches ponctuelles ou des levées de genoux débutent la séance.
2. Renforcement du dos : Des mouvements comme le "Superman" et le "Swan Dive" font travailler votre dos. Dans le premier cas, vous êtes à quatre pattes et vous tendez un bras et la jambe opposée. Dans le second, allongé sur le ventre, vous soulevez le haut du corps en utilisant les muscles du dos.
3. Renforcement des abdominaux : Dans cette partie, des exercices comme le "Roll Up" et le "Hundred" renforcent les abdominaux. Le "Roll Up" consiste à se redresser progressivement à partir d'une position couchée sur le dos. Dans le " cent ", vous vous allongez sur le dos, levez les jambes, bougez les bras et contractez vos abdominaux en même temps.
4. Étirements : la séance se termine par des étirements doux pour refroidir le corps.

Avantages de la séance :

1. Meilleure posture : Les séances de Pilates se concentrent sur les muscles qui favorisent une bonne posture. Cela permet d'améliorer l'alignement du corps et de réduire les maux de dos.
2. Muscles posturaux renforcés : Les cours visent à améliorer les muscles essentiels au soutien de la colonne vertébrale, tels que les dorsaux.34.
3. Augmenter la flexibilité : En faisant des étirements après une séance d'entraînement, la souplesse peut augmenter. Cela peut également aider à se tenir droit et soulager les maux de dos

Jour 25 : Pilates avec accessoires (20 minutes)

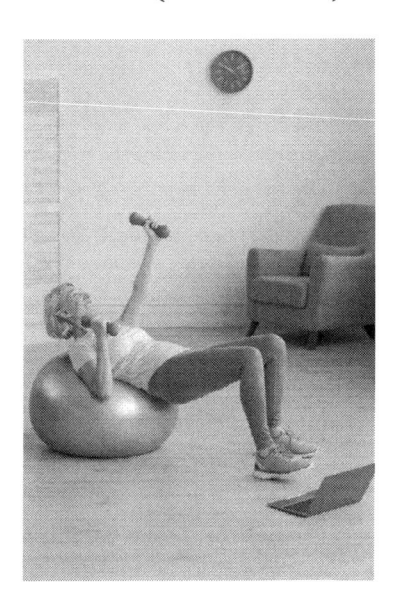

Utilisez des cercles de Pilates ou des petits poids pendant cette séance. Ils ajoutent de la force et se concentrent sur des muscles spécifiques.

Déroulement :

1. Échauffement : Commencez par des actions simples comme un jogging ponctuel ou des levées de genoux pour vous échauffer.
2. Exercices avec un cercle de Pilates : Vous pouvez faire des choses amusantes comme des "Squats pressant le cercle" ou des "Crunches avec le cercle". Gardez votre cercle dans vos mains, appuyez dessus en vous accroupissant, ou mettez-le entre vos genoux et soulevez le haut de votre corps en faisant des crunchs.
3. Exercices avec de petits haltères : Tenez un haltère dans chaque main pour faire des exercices comme les "élévations latérales" ou les "flexions des biceps". Pour les élévations latérales, levez les bras sur le côté. Pour les flexions des biceps, pliez les coudes et soulevez les haltères jusqu'aux épaules.
4. Étirements : terminez en vous étirant lentement, pour refroidir votre corps.

Avantages de la séance :

1. Amélioration de la coordination : L'utilisation d'outils dans le cadre de ces exercices renforce vos capacités de coordination et vous aide à garder l'équilibre.
2. Augmentation de la puissance musculaire : L'équipement augmente l'opposition, ce qui favorise le développement des muscles et une meilleure définition musculaire45.
3. Diversité : L'utilisation de matériel dans les cours de Pilates apporte un changement, rendant vos séances d'entraînement excitantes et plus exigeantes45.

Choisissez des articles qui correspondent à votre capacité d'entraînement. Il n'y a pas de mal à bouger lentement. Vous ressentez une douleur ? Allégez votre séance d'entraînement ou passez à la suivante.

Jour 26 : Étirements doux et méditation (20 minutes)

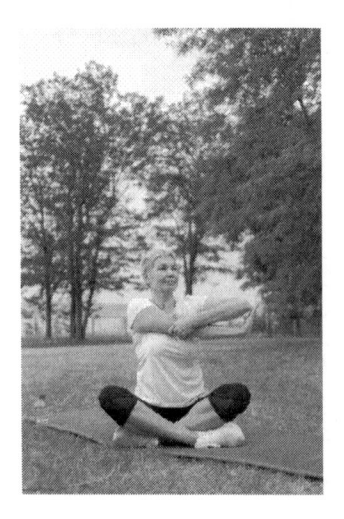

Voici comment procéder:

1. Confort avant tout : Trouvez un endroit où vous pouvez vous asseoir ou vous allonger, où vous vous sentez à l'aise. Vous avez un oreiller ? Utilisez-le pour votre tête ou vos genoux.
2. Dans le calme : ensuite, un guide vous accompagnera dans la méditation. Soyez attentif à votre respiration. Écoutez attentivement et laissez tomber le stress et les tensions. Nous pouvons nous concentrer sur la présence, imaginer un environnement serein ou utiliser une phrase réconfortante.
3. Mouvements doux : Ensuite, vous vous étirez. Nous couvrons tout votre corps, en douceur. Pensez à votre cou, vos épaules, votre dos, vos hanches, vos jambes et vos chevilles. N'oubliez pas d'y aller doucement, en synchronisation avec vos respirations.
4. Fermeture calme : Terminez la séance dans la tranquillité. Respirez profondément à quelques reprises, conscient que votre corps est au repos et que votre esprit est en paix.

Les bienfaits de cet exercice ?

1. L'esprit en paix : La combinaison de la méditation et des respirations profondes aide à calmer vos pensées, ce qui fait disparaître le stress.
2. Augmentation de l'aisance des mouvements : des étirements légers peuvent améliorer la souplesse et soulager les tensions musculaires.
3. Maîtrise des émotions : grâce à la méditation, il est plus facile de gérer les émotions intenses et de promouvoir le bien-être mental.

Pratiquer la méditation et les étirements dans un espace calme et ininterrompu est essentiel. Se concentrer sur le moment présent et sur sa respiration multiplie les bienfaits de la séance pour la santé en général.

Jour 27 : Pilates pour la force et l'équilibre des jambes (20 minutes)

Déroulement de la séance :

1. Échauffement : Commencez par des mouvements doux comme la marche sur place ou l'élévation des genoux.

2. Mouvements d'équilibre : Il peut s'agir de se lever sur la pointe des pieds, c'est-à-dire de se tenir debout et de se relever sur la pointe des pieds, ou de se tenir sur un seul pied tout en levant l'autre jambe.
3. Exercices de renforcement des jambes : Essayez les squats - tenez-vous debout et abaissez votre corps en écartant les pieds, ou les fentes - avancez d'un pas vif, puis pliez les genoux pour laisser tomber votre corps.
4. Étirez-vous : Pour terminer, étirez-vous doucement pour vous calmer.

Qu'est-ce que cette séance vous apportera :

1. Meilleur équilibre : Les mouvements d'équilibre augmentent l'équilibre et la stabilité, réduisant ainsi le risque de chute chez les personnes âgées.
2. Amélioration des muscles des jambes : Les exercices de renforcement des jambes améliorent la puissance des jambes, facilitant la maniabilité et les activités quotidiennes.

Il est conseillé de faire ces exercices à un rythme facile. Ne poussez pas les mouvements. Si vous ressentez une douleur, diminuez l'intensité de l'exercice ou passez à l'activité suivante.

Jour 28 : Séance de clôture (Durée : 20 à 30 minutes)

Terminons notre guide Pilates de 28 jours pour les plus de 55 ans avec cette séance. Il s'agit d'une révision complète. Y seront combinés des mouvements de force, d'étirement et de relaxation pour faire travailler le corps et l'esprit, en tenant compte des leçons du mois.

- ✓ Échauffement : Commencez doucement. Tournez les épaules, étirez les bras et marchez sur place.
- ✓ Travail de base : Nous ferons le " cent " pour les abdominaux, le " pont " pour les fessiers et le bas du dos, et la " planche " pour la stabilité générale du tronc13.
- ✓ Renforcement des jambes : Ajoutons des " ronds de jambe " pour la souplesse des hanches et des " coups de pied latéraux " pour la puissance musculaire des jambes13.

- ✓ Puissance des bras : Utilisez des poids légers ou des bandes. Nous ferons des " cercles de bras " et des " flexions des biceps " pour sculpter les bras15.
- ✓ Étirements du corps entier : Nous étirerons tout le corps, en particulier les points travaillés ce mois-ci, comme les ischio-jambiers, les quadriceps, les épaules et le dos.
- ✓ Finir dans le calme : Nous terminerons par des conseils de relaxation. Respirez profondément et évacuez les tensions du corps.

Récapitulation complète : Nous revisiterons les exercices que vous avez pratiqués dans le programme pour une meilleure mémoire musculaire et une meilleure compréhension des mouvements.

- ✓ Stimulation de l'ensemble du corps : La séance comprend des exercices qui font appel à tous les groupes musculaires importants, ce qui permet un entraînement équilibré du corps.
- ✓ Confort et satisfaction : La relaxation finale combine les avantages physiques de l'entraînement et procure un sentiment de satisfaction et d'accomplissement.

Chapitre 4 : Compléments essentiels à votre pratique

Principes de base d'une alimentation saine et équilibrée

Une alimentation saine et équilibrée est essentielle pour maintenir une bonne santé et prévenir diverses maladies. Voici quelques principes de base pour une alimentation saine et équilibrée :

- ✓ Diversifier et varier son alimentation: Il est important de consommer une variété d'aliments pour obtenir tous les nutriments nécessaires. Aucun aliment n'est parfait et aucun aliment n'est interdit. Chaque aliment a sa place dans l'équilibre nutritionnel.
- ✓ Consommer des fruits et légumes: L'Organisation mondiale de la santé recommande de consommer au moins 400 g, soit cinq portions, de fruits et légumes par jour.
- ✓ Équilibrer les protéines, les glucides et les lipides: Les protéines devraient représenter 12 à 15% de l'apport énergétique total, les glucides environ 50 à 55% et les lipides environ 30 à 35%.
- ✓ Privilégier les aliments bénéfiques pour la santé: Il est recommandé de privilégier les aliments riches en fibres, en vitamines et en minéraux, et de limiter la consommation d'aliments riches en graisses saturées, en sel et en sucre.
- ✓ Écouter les signaux du corps: Il est important de manger en fonction de sa faim et de sa satiété, et de ne pas se priver ou se forcer à manger.
- ✓ Pratiquer une activité physique régulière: Les bienfaits d'une alimentation équilibrée sont majorés par la pratique d'une activité physique d'au moins 30 minutes par jour4.
- ✓ L'équilibre alimentaire se construit sur une semaine: Il n'est pas nécessaire que chaque repas soit parfaitement équilibré, l'important est que l'équilibre soit atteint sur une semaine.
- ✓ Plats cuisinés faits maison : Lorsque vous cuisinez, rappelez-vous que vous pouvez choisir ce que vous voulez manger, ce qui vous permet de réduire le sel, le sucre et les graisses.

N'oubliez pas que chaque personne est unique. Ces bases doivent donc être ajustées. Les ajustements sont basés sur des facteurs tels que l'âge, le sexe, la taille, le poids et le niveau d'activité de la personne.

Conseils pour rester motivé

Vous voulez continuer à suivre votre programme Pilates en étant toujours motivé ? Voici quelques conseils pour vous aider :

1. Visez des objectifs simples et réalisables : Des objectifs comme une meilleure posture, la force musculaire ou la souplesse peuvent vous aider à rester concentré.
2. Changer vos routines : Modifiez souvent vos exercices de Pilates. Vous pouvez combiner des séances axées sur la stabilité, l'équilibre, le renforcement ou la relaxation.
3. S'en tenir à un plan : Le respect d'un programme de Pilates vous permet de rester concentré et de constater vos progrès. L'application Decathlon Coach, par exemple, propose des exercices gratuits de Pilates à domicile.
4. Célébrez vos victoires : Même les petites réussites comptent. Comme le disait Joseph Pilates, le fondateur de la méthode Pilates : "En 10 séances, vous sentirez la différence, en 20 séances, vous verrez la différence, en 30 séances, vous aurez un tout nouveau corps !". N'oubliez donc pas de célébrer vos progrès.
5. Continuez : Une pratique régulière donne des résultats. Essayez de faire du Pilates plusieurs fois par semaine.
6. S'amuser : Il est essentiel d'apprécier vos séances de Pilates. Si vous aimez ce que vous faites, vous irez jusqu'au bout et resterez sur la bonne voie.

Conclusion

"Le Pilates pour maigrir" est un livre rempli de détails sur l'amélioration de la santé, de la forme physique et du bien-être grâce à la méthode Pilates. L'ouvrage propose un programme de 28 jours adapté au rythme et aux capacités de chacun, pour trois tranches d'âge différentes.

Le Pilates a pour but de tonifier votre corps, de modifier votre posture, d'améliorer votre équilibre et d'accroître votre souplesse.

Ce livre contient des récits édifiants de personnes qui ont revitalisé leur santé et perdu du poids grâce à la méthode Pilates. Ces témoignages sont la preuve du pouvoir du Pilates et de ses effets positifs sur la vie.

Le programme de 28 jours est structuré de manière à être progressif et flexible, permettant à chaque personne de fixer son propre rythme. Il couvre les exercices de Pilates, depuis les routines de renforcement jusqu'aux séances d'apaisement et de respiration.

Il y est également souligné le rôle vital d'un régime alimentaire nutritif et équilibré parallèlement à la routine de Pilates. L'ouvrage fournit des conseils pratiques et des principes de base pour des habitudes alimentaires saines, signifiant la symbiose entre le fitness et l'alimentation pour atteindre une santé optimale.

« Pilates pour maigrir » est conçu pour s'adapter à tous les âges. Que vous soyez jeune, d'âge moyen ou d'âge d'or, vous y trouverez de l'aide et des plans d'activité adaptés à vos besoins. C'est votre compagnon pour un mode de vie sain, avec des méthodes adaptées pour améliorer votre forme physique, votre santé mentale et votre bien-être général.

Bibliographie

Voici une série de sources qui peuvent vous aider à mieux comprendre la méthode Pilates :

- "*Pilates*"- Wikipédia : Cette page donne un aperçu général de la méthode Pilates, avec son passé, ses idéaux et ses atouts.
- "*Livres - Médiathèques de Plaine Commune*" : Ce site propose de nombreux livres sur le Pilates, comme des instructions pour les débutants, des programmes d'entraînement et des exposés sur les bienfaits du Pilates pour la santé.
- "*Optimisation de la prise en charge de l'activité physique des patients atteints du syndrome d'Ehlers-Danlos hypermobile*" : Ce mémoire étudie l'effet du travail physique, y compris le Pilates, sur les personnes atteintes du syndrome d'Ehlers-Danlos hypermobile. Elle peut apporter des réflexions utiles sur l'utilisation de la méthode Pilates dans le cadre d'un plan de soins.
- "*Travels with Epicurus by Daniel Klein eBook | Perlego*" : Ce livre traite de l'influence de l'exercice physique, y compris la méthode Pilates, sur le vieillissement. Il pourrait vous donner des idées intéressantes sur l'utilisation de la méthode Pilates pour les personnes âgées.
- "*Jillian Michaels - Wikipedia*" : Cette page donne un aperçu général des méthodes d'entraînement utilisées par la coach de gym Jillian Michaels, y compris la méthode Pilates. Cela pourrait vous permettre d'ajouter la méthode Pilates à un programme d'entraînement plus large.

Printed in France by Amazon
Brétigny-sur-Orge, FR